உணவோடு உறவா(

தமிழ் திசை

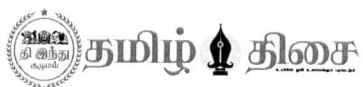

உணவோடு உறவாடு

உணவு வகைகளைப் பற்றிய
உண்மைகளின் தொகுப்பு

மரு. வி.விக்ரம்குமார், MD(S)

தமிழ் திசை

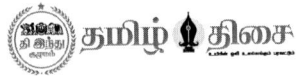

Title
UNAVODU URAVAADU

© Dr. V.VIKRAMKUMAR

ISBN NO: 978-81-985900-7-7

நூல் தலைப்பு
உணவோடு உறவாடு

நூல் ஆசிரியர்

© டாக்டர் வி.விக்ரம்குமார்

முதற்பதிப்பு
மார்ச் - 2025

விலை: ₹ 130

ஆசிரியர்
கே.அசோகன்

பொறுப்பாசிரியர்
வி.தேவதாசன்

நூல் பொறுப்பாசிரியர்
ஆதி வள்ளியப்பன்

உதவிப் பொறுப்பாசிரியர்
வா.ரவிக்குமார்

Creative Head - புத்தகங்கள் பிரிவு
மு.ராம்குமார்

முதன்மை வடிவமைப்பாளர்
என்.கணேசன்

வடிவமைப்பாளர்
ச.சக்திவேல்

பதிப்பகப் பிரிவு
விற்பனை மேலாளர்: **S.இன்பராஜ்**
முகவரி:
KSL MEDIA LIMITED, கஸ்தூரி மையம்,
124, வாலாஜா சாலை,
சென்னை - 600 002.

போன்: **044 - 35048001**
செல்: **7401296562 / 7401329402**

தமிழ் திசை பதிப்பகத்தின்
அனைத்துப் புத்தகங்களையும்
வாங்கிட கீழே குறிப்பிட்டுள்ள
ஆன்லைன் லிங்கை
பயன்படுத்தவும்.
மேலும், நமது பதிப்பகத்தின்
விலைப் பட்டியலை
PDF மூலம் பார்க்க
உங்கள் whatsapp எண்ணை
மேற்கண்ட எண்ணுக்கு அனுப்பவும்.

https://store.hindutamil.in/publications
www.instagram.com/hindu_tamil

KSL Media Limited, Regd. Office: **KASTURI BUILDING** No.859 & 860 Anna Salai, Chennai - 600 002.

https://www.facebook.com/Tamilthisaipublications https://twitter.com/Tamilthisaipublications

Printed by B.Ashok Kumar, Rasi Graphics (P) Ltd. No.40, Peters Road, Royapettah, Chennai - 600 014, for KSL Media Limited, Chennai - 600 002.

உணவு வழிகாட்டி

உணவு, நம் கொண்டாட்டங்களில் ஒன்று. ஆனால் உடல் உழைப்பு, வீட்டு வேலைகள், நடப்பது போன்ற உடல் செயல்பாடுகள் ஒருபுறம் குறைந்துவிட்ட நிலையில், உணவு சார்ந்த சாத்தியங்கள், சுவைகள் மறுபுறம் அதிகரித்துவிட்ட நிலையில் அதிகம் உண்பதே பல்வேறு பிரச்சினைகளுக்குக் காரணமாக இருக்கிறது. உடல் பருமன், சர்க்கரை நோய், இதயப் பிரச்சினைகள், ரத்த அழுத்தம் போன்ற தொற்றாத நோய்கள் பெருகுவதற்கு உணவும் முக்கியக் காரணம்.

நம் தாத்தா-பாட்டிகள், அப்பா-அம்மா காலத்தில் மருத்துவ, நவீன வசதிகள் குறைவு, அதேநேரம் அவர்கள் திட்டவட்டமான உணவுப் பழக்கத்தைக் கடைப்பிடித்ததால் நீண்ட நாட்களுக்கு ஆரோக்கியமாக வாழ்ந்தனர். இன்றைக்கு வசதிகள் இருந்தும் வாழ்க்கைமுறை சார்ந்த-தொற்றா நோய்களால் பலரும் திடீரென உயிரிழக்கின்றனர்.

அவசர வாழ்க்கையில் உணவு சார்ந்த கவனம் பிசகி, வீட்டுக்கே சக்கை உணவு வகைகளை பெருமளவு வரவழைத்துச் சாப்பிடும் போக்கு அதிகரித்துவிட்டது. இந்தப் பின்னணியில் எதைச் சாப்பிடுகிறோம், எப்படிச் சாப்பிடுகிறோம், எந்த அளவுக்குச் சாப்பிடுகிறோம், எதைச் சேர்க்கிறோம் - எதைத் தவிர்க்கிறோம் என்பது குறித்து நிறைய கேள்விகள், குழப்பங்கள், சந்தேகங்கள் நமக்கு இருக்கும்.

இவற்றை எல்லாம் குறித்து நமது மரபு சார்ந்த புரிதலுடன், இந்தக் காலத்துக்குத் தேவையான உணவுத் தேர்வு செய்ய உதவியாக இந்த நூலில் விரிவாக விளக்கியுள்ளார் சித்த மருத்துவர் டாக்டர் வி.விக்ரம்குமார்.

பொதுவாக நாம் சாப்பிடும் பதப்படுத்தப்பட்ட உணவு, அசைவ உணவு சார்ந்து சில மருத்துவர்கள் குழப்பமான கருத்துகளை முன்வைக்கின்றனர். ஆரோக்கிய உணவுப் பழக்கம் குறித்து மூடநம்பிக்கைகளைத் தகர்க்கிறேன் என்று நாம் உண்டுவரும் தவறான உணவுப் பழக்கத்தை சரி என்பதுபோல் தவறாக வழிகாட்டுகின்றனர். அந்த வகையில் திசைதிருப்பாமல் நல்ல உணவு வகைகளைத் தேர்வுசெய்வதற்கு இந்த நூல் வழிகாட்டும்.

அன்புடன்,
கே.அசோகன்,
ஆசிரியர்,
'இந்து தமிழ் திசை'

என்னுரை

'**உ**ணவெனப்படுவது யாதெனில்...' எளிமையான சொற்றொடராக இருப்பினும் இதற்குள் பல்வேறு உண்மைகள் பொதிந்துகிடக்கின்றன. உணவென்றால் என்ன என்பதைப் புரிந்துகொள்ளும் திறன் பெரும்பாலானோருக்குக் குறைந்துவிட்டது. எதற்காகச் சாப்பிடுகிறோம்... என்ன சாப்பிடுகிறோம் என்ற தெளிவு இல்லாமல் உணவு எடுப்பதை அன்றாட கடமைகளுள் ஒன்றாக மட்டுமே செய்து வருகிறோம்! அனுபவித்துச் சாப்பிடப்பட வேண்டியதல்லவா உணவு... பொருள் அறிந்து உட்கொள்ளப்பட வேண்டியதல்லவா உணவு! உணவெனப்படுவது யாது என்பதை அறிந்து தானே நாம் உணவுகளை எடுத்துக்கொண்டிருக்க வேண்டும்!...

ஆனால் உணவின் முக்கியத்துவத்தை அறியாமல், உணவு உட்கொள்வதற்கான அர்த்தம் புரியாமல் நாம் செய்த பல்வேறு தவறுகளால், கணக்கிலடங்காத நோய்க்குறிகுணங்கள் உடலின் வாசற் கதவுகளைத் தட்டத் தொடங்கி பல வருடங்கள் ஆகிவிட்டன! நமது உணவியலால் நோய் ஏற்படக்கூடும் என யாராவது சிந்தித்திருப்போமா! ஆனால் இன்று உணவியல் காரணமாக நோய் ஏற்படக்கூடும் என்ற சூழலுக்கு வந்துவிட்டோம்! தொற்றா நோய்களின் எண்ணிக்கையோ ஆண்டுக்கு ஆண்டு அதிகரித்துக் கொண்டே செல்கிறது!

'நில்... உணவைக் கவனி... நல்லுணவுப் பழக்கங்களோடு செல்...' என்ற உணவோடு நில்... கவனி... செல்... எனும் உணவு மந்திரத்தை இனி கடைப்பிடிக்க தவறினால் பல்வேறு சிக்கல்கள் நமக்கு ஏற்பட வாய்ப்புகள் அதிகம்.

உணவு சார்ந்து நாம் செய்யும் தவறுகள்... அதற்கான மாற்று வழிகள்... என்ன உணவுகளைத் தேர்ந்தெடுக்கலாம்... நாம் செய்ய வேண்டிய உணவியல் மாற்றங்கள்... இப்படியான கருத்துகளை உள்ளடக்கியது

தான் இந்தப் புத்தகம். படித்து முடிக்கும் போது, 'இன்றிலிருந்தே எனது உணவியலில் மாற்றங்களை மேற்கொள்வேன்' என்று நீங்கள் உறுதிமொழி எடுப்பீர்கள் என்பதற்கு உறுதி அளிக்கிறேன்!

இந்த உணவு சார்ந்த நூலைப் புத்தக வடிவில் கொண்டு வர ஊக்கப்படுத்திய திரு. ஆதிவள்ளியன் அவர்களுக்கு முதல் நன்றி! புத்தக ஆக்கத்தில் துணைநிற்கும் திரு.ராம்குமார் அவர்களுக்கும், திரு.தேவதாசன் அவர்களுக்கும், திரு.இன்பராஜ் அவர்களுக்கும் நன்றிகள் பல! தொடர்ந்து வாய்ப்புகளை வழங்கி வரும் இந்து தமிழ் திசை நிர்வாகத்தினருக்கும், இந்து தமிழ் திசை ஆசிரியர் திரு.அசோகன் அவர்களுக்கும் சிறப்பு நன்றி...

கடந்த பத்து வருடங்களாக நான் எழுதும் ஒவ்வொரு கட்டுரையையும் நுணுக்கமாகப் படித்துப் பார்த்து குறிப்புகளைக் கொடுத்து உற்சாகப்படுத்தும் திரு. மகேஸ்வரன் அவர்களுக்குக் கூடுதல் நன்றி!

எழுதுவதற்கான சூழலை அமைத்துக்கொடுக்கும் தந்தை திரு.விஜயகுமார் அவர்களுக்கும், தாய் திருமதி சூரியகுமாரி அவர்களுக்கும்... உடனிருந்து ஊக்கப்படுத்தும் மனைவி திருமதி திவ்ய சுபத்ரா அவர்களுக்கும்... மனதைக் குதூகலப்படுத்தும் அன்பு மகள்கள் பிரக்யுத யாழி மற்றும் சுவலி யாத்ரா இருவருக்கும் அன்பின் பரிமாற்றங்கள்!...

உணவோடு உறவாடலாம் வாருங்கள்!...

கருத்துகளைப் பகிர...
மரு. **வி.விக்ரம்குமார்**, MD(S)
drvikramkumarsiddha@gmail.com
9944457603

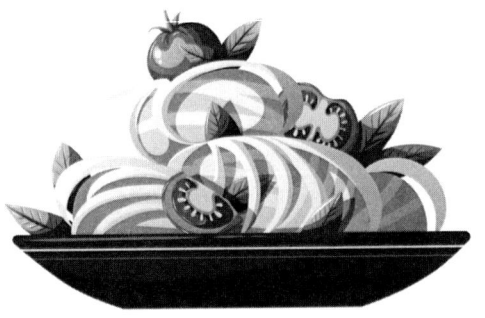

இந்நூல்

மாமா திரு. செல்வராஜ் அவர்களுக்கும்...
அத்தை திருமதி கீதா அவர்களுக்கும்...

உள்ளே...

1. தவறான உணவுகளுக்குச் சொல்லுங்கள் No means No 13
2. சாப்பிட்டவுடன் நடக்கலாமா? 17
3. ஒரு நாளைக்கு எத்தனை முறை சாப்பிடலாம்! 21
4. அரை வயிறு உணவு; கால் வயிறு தண்ணீர்; கால் வயிறு காலி! 25
5. நாம் அளவோடுதான் சாப்பிடுகிறோமா? 29
6. 'இந்த வயசுல எல்லாத்தையும் சாப்பிடலைனா எப்படி' - இந்த அறிவுரை சரியா? 33
7. உருவெடுத்திருக்கும் உணவு போதை! 38
8. இன்சூரன்ஸ் தேவைப்படாத உணவுப் பழக்கம் முக்கியம்! 42
9. மினிமம் டு மேக்ஸிமம்' தத்துவம்! 46
10. உணவைச் சாப்பிடத் தெரிந்துதான் சாப்பிடுகிறோமா? 50
11. நல்லுணவு பரிமாறுவோம்! 56

12. பாக்கெட் உணவுகளுக்குள் ஒளிந்திருக்கும் ட்ரான்ஸ்ஃபேட்! 62

13. அசைவ உணவுகளை இப்படிச் சாப்பிட்டால் பாதிப்பில்லை! 67

14. அசைவ பிரியர்களா, வெறியர்களா? 71

15. ஃப்ரிட்ஜில் உணவு கெடாது; உடம்பு கெட்டுப்போகும்! 75

16. துவர்ப்புச் சுவை என ஒரு சுவை இருப்பது நினைவிருக்கிறதா? 80

17. உணவியல் மாற்றம் நல்லதா? 85

18. அலுத்துப் போகாமல் சிறுதானியங்களைச் சாப்பிட வேண்டுமா? 90

19. பாரம்பரிய பானங்கள் - 'மறக்க மனம் கூடுதில்லையே!' 94

20. உணவு அறிவியல் - சித்திரை சீசன் சிக்கல்கள்! 100

21. ஹாட் சம்மர்... சூலாக சமாளிப்பது எப்படி? 106

1

தவறான உணவுகளுக்குச் சொல்லுங்கள் No means No

'விருந்தை'த் தவிருங்கள்... முடியாவிட்டால் 'விருந்துகளை'யே தவிருங்கள்!

'நோ மீன்ஸ் நோ...' சில ஆண்டுகளுக்கு முன்பு மிகவும் பிரபலமான வாசகம்! இந்த 'நோ மீன்ஸ் நோ...' எனும் அழுத்தமான வாசகத்தை நமது உணவுத் தேர்வின் போதும் இனி கடைப்பிடிக்க வேண்டியது காலத்தின் கட்டாயம். காரணம்... வயது வித்தியாசமின்றி தவறான உணவு முறையைத்தான் கட்டுப்பாடின்றி கடைப்பிடிக்கிறோம்.

'உணவே மருந்து...' என்ற கோட்பாட்டைப் பெருமையாகக் கருதியவர்கள் நாம்! ஆனால், இன்றோ சில வகையான உணவுகளால் மருந்துகளை நாடச் செய்யும் சூழலுக்குத் தள்ளப்பட்டுவிட்டோம். உணவுகளின் மூலம் நோய்ப் போகும் என்ற நிலை மாறி, நாம் தேர்ந்தெடுக்கும் உணவுகளின் மூலம் நோய்கள் வரக்கூடும் என்ற இக்கட்டான சூழலில் தான் வாழ்ந்து வருகிறோம்.

'இந்தந்த உணவுகளைத் தொடர்ந்து சாப்பிட்டதால் இந்தந்தப் பிரச்சினை உங்களுக்கு ஏற்பட்டிருக்கிறது...' என மருத்துவர் எச்சரிப்பார் என்று சென்ற தலைமுறையில் ஆரோக்கியமான உணவியலைப்

பின்பற்றியவர்கள் யாரும் நினைத்துகூட பார்த்திருக்கமாட்டார்கள். உணவுகளை நற்பொருளாக மட்டுமே பார்த்துப் பழகியவர்களுக்கு, உணவுகளால் நோய்கள் ஏற்படக்கூடும் எனும் செய்தியே அதிர்ச்சியை உண்டாக்கலாம்.

பல்வேறு தீய உணவுகள்... அதாவது, உடலுக்குக் கேடு விளைவிக்கும் உணவுப் பொருட்களின் ராஜாங்கம் நிறைந்திருக்கும் உணவு உலகத்தில் வாழ்ந்து வருகிறோம். அதீத கட்டுப்பாட்டோடு தீய உணவுகளின் பிடியில் சிக்காமல் தப்பித்தால் மட்டுமே நம்மால் நோயில்லாமல் மகிழ்ச்சியாக இருக்க முடியும். அதற்கு நாம் முதலில் பழகிக்கொள்ள வேண்டியது... 'நோ மீன்ஸ் நோ...' 'இல்லை... வேண்டவே வேண்டாம்...'

பொதுவாக உணவு சார்ந்த விஷயத்தில் 'இல்லை... வேண்டாம்...' என்று மறுப்பு சொல்லும் வழக்கம் நம்மிடம் அவ்வளவாக இல்லை. விருந்திலோ... அல்லது உறவினர்களின் உணவு உபசரிப்பிலோ வேண்டாம் என்று மறுப்பு தெரிவிப்பதில் கொஞ்சம் கூச்சம்தான் நமக்கு. ஆனால், இனி உணவுக்கான நேரத்தில் 'இல்லை... முடியாது' என்று சொல்வதும், வளர்த்துக் கொள்ளவேண்டிய முக்கிய பண்புகளில் ஒன்று!

நீரிழிவு நோயாளர்கள் கவனத்திற்கு:

உறவினர் வீட்டுக்குச் செல்கிறீர்கள் என்றால், உரிமையுடன் எனக்குச் சர்க்கரைச் சேர்த்த காபியோ, தேநீரோ வேண்டாம் என்று மறுப்பு சொல்லப் பழகுங்கள்!

அளவுக்கு மீறிய சர்க்கரைச் சத்து ரத்தத்தில் உலாவிக்கொண்டிருக்கும் போது, சர்க்கரைச் சத்தை அதிகரிக்கும் உணவுகளிடமிருந்து தூரமாக விலகிச்செல்ல, 'வேண்டாம்' என்று சொல்வதே ஒரே வழி!

முதலில் சர்க்கரை நோயாளிகள் வெள்ளைச் சர்க்கரையை உங்கள் வீட்டுக்குள் அனுமதிக்க மறுப்பு தெரிவியுங்கள். இனிப்புகளைப் பார்த்தால் மனத்திடத்துடன் 'வேண்டாம்' என்று உள்ளுக்குள் உச்சரித்துக்கொண்டே விலகிச் செல்லுங்கள்.

இதயத்திற்குப் பாதுகாப்பு கொடுங்கள்

இதய நோய்க்காக மருத்துவம் பார்த்துக்கொண்டிருக்கும் ஒருவர், உறவினர் வீட்டில் அவர்களின் வலியுறுத்தலின் பேரில் ஆட்டிறைச்சியின் சுவையில் மயங்கி ஒரு கைப் பார்த்துவிட்டு, அடுத்த சில தினங்களில் அவசர நிலையில் மருத்துவமனையில் தஞ்சமடைவது சாதாரண நிகழ்வாகிவிட்டது. அசைவ உணவு சாப்பிட்டதால் வந்த செரிமானக்

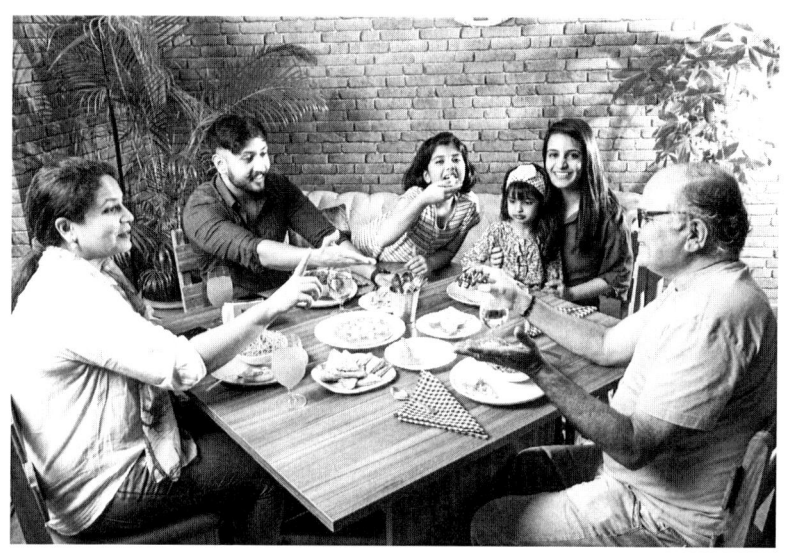

கோளாறு என்றெல்லாம் அசட்டையாக இருந்துவிட முடியாது. இதய நோய் இருப்பவர்கள் அல்லது இதய நோய் வருவதற்கான வாய்ப்பு இருப்பவர்களாகக் கருதப்படுபவர்கள் உணவு விஷயத்தில் மிகக் கவனமாக இருப்பது அவசியம்.

விருந்துகள் பரிமாறுவது ஆரோக்கியத்தையா?

விருந்துகளில் பரிமாறப்படும் உணவுகளைத் தவிர்க்க முடியவில்லை என்று உங்களுக்குத் தோன்றினால், அவ்விருந்துகளைத் தைரியமாகப் புறக்கணியுங்கள். சமீபமாக நமது உணவு விருந்துகள் ஆரோக்கியத்தைப் பரிமாறுவதில்லை. மாறாக அதி உணவின் தீமைகளையும், கூடுதல் கலோரிகளையும்தான் பரிசாக அளிக்கின்றன!

ஒரு நீரிழிவு நோயாளியோ, கொழுப்புச் சத்து அதிகமுள்ள நபரோ விருந்தில் பரிமாறப்படும் உணவுகளைக் கட்டுப்பாடின்றி முழுமையாகச் சாப்பிட்டால் நிச்சயம் சிக்கல்தான்!

மருத்துவ குணமிக்க ஆறு சுவைகளையும் பாகம் பிரித்து நமது உடலுக்கு வழங்கிய பாரம்பரிய விருந்துகள் எல்லாம் இன்று வழக்கொழிந்து போய்விட்டன. அளவுக்கு மீறி பரிமாறப்படும் உணவு வகைகள்... அவற்றைச் சாப்பிட்டு முடித்ததும் வழங்கப்படும் பனிக்கூழ் ரகங்கள், பழ வகைகள், சிற்றுண்டிகள் என வரைமுறையற்ற

உணவு வகைகள்... இவை அனைத்தும் உடலுக்குச் சிக்கல்களையே உருவாக்கும். என்றாவது ஒரு நாள் இப்படியான விருந்துகளில் சாப்பிடுவதில் பிரச்சினை இல்லை. ஆனால், இன்று பெரும்பாலான விருந்துகள் இவ்வகைமையில்தான் அமைந்திருக்கின்றன. இப்படியான விருந்து கலாச்சாரத்திற்கு நாமும் பழகிவிட்டோம்.

செயற்கைச் சுவையூட்டிகளால் சுவைக் கூட்டப்பட்ட உணவுகள் நாவுக்குப் புதுமையான சுவையை வழங்கத் துடிக்கின்றன. மைதாவால் தயாரிக்கப்பட்ட கொழுகொழு உணவுகள் குழந்தைகளைக் கட்டிப்போடத் தெருவெங்கும் காத்திருக்கின்றன.

எண்ணெய்யில் பொரித்த சிற்றுண்டி ரகங்கள் கடைகளில் கூட்டத்தைச் சுண்டி இழுக்கும் ஆயுதங்களாக மாறிவிட்டன... செயற்கை நிறமிகள் அதிகளவில் சேர்க்கப்பட்ட தின்பண்டங்கள் கண்களைக் கொள்ளைக் கொள்ளும் வகையில் காட்சிப்படுத்தப்படுகின்றன. இவை மட்டுமன்றி, நாம் சாப்பிடும் ஒவ்வொரு வேளை உணவிலும் ஒரு வரைமுறை இல்லை.

நேரம் தவறி சாப்பிடுவதில் தொடங்கி, அளவு மீறி சாப்பிடுவது வரை பல்வேறு தவறுகளை அனுதினமும் செய்கிறோம். நோயால் பாதிக்கப்பட்டிருப்பின் அந்நோய்க்கான உணவுகளை முறையாக எடுத்துக்கொள்வதிலும் நமக்குப் பல்வேறு தடங்கல்கள்! இப்படியான உணவு உலகம்தான் நம்முடையது!

தீய உணவுகளுக்கும் சரி, உடலுக்கு தேவையில்லாத உணவுகளுக்கும் சரி ‘நோ மீன்ஸ் நோ...’ என்று சொல்லும் திண்மையை வளர்த்துக்கொண்டால் மட்டுமே ஆரோக்கியமாக வாழ முடியும்.

குறிப்பாக நீரிழிவு நோய்... அதிகுருதி அழுத்தம்... உடற்பருமன்... ரத்தத்தில் அதிக கொழுப்புச் சத்து உடையவர்கள், இதய நோய் போன்ற பிரச்சினைகளுக்கு மருந்துகளை எடுத்துக்கொள்பவர்கள் உங்கள் உணவுத் தேர்வில் கூடுதல் கவனம் வைக்க வேண்டியது அத்தியாவசியம்.

‘மருந்துகளை மட்டும் எடுத்துக்கொண்டால் போதும், உணவுகளைப் பற்றிக் கவலை வேண்டாம்’ என்ற எண்ணம் தவறானது! மருந்துகள் எடுத்துக்கொண்டாலும் சரியான உணவுகளைத் தேர்ந்தெடுக்காவிட்டால் பிரச்சினையின் தீவிரம் குறையாது!

மொத்தத்தில் தீய உணவுகளைத் தவிர்த்துவிட்டு, நல் உணவுகளை நாட, நமது உணவுத் தேர்வைச் சிறப்பாக்க, நாம் உரத்த குரலில் அடிக்கடி சொல்ல வேண்டிய வாசகம் ‘நோ மீன்ஸ் நோ!’

2

சாப்பிட்டவுடன் நடக்கலாமா?

'நண்புபெற வுண்டபின்பு குறுநடையுங் கொள்வோம் (உண்ட பிறகு குறுநடைக் கொள்வோம்)...' இந்த சித்த மருத்துவச் சொற்றொடரில் உணவியலோடு அறிவியல் எந்த அளவிற்குப் பிணைந்திருக்கிறது தெரியுமா! சாப்பிட்டு முடித்த பின்பு சிறிது தூரத்திற்கு மெல்லிய நடை மேற்கொள்ளச் சொல்கிறது சித்த மருத்துவம். 'சாப்பிட்டு முடித்ததும் உடனடியாக நடக்கலாமா, அப்படி நடப்பதால் செரிமானம் பாதிக்கப்படுமா அல்லது செரிமானத் திறன் அதிகரிக்குமா...' போன்ற சந்தேகங்களுக்கான விளக்கம்தான் என்ன!

ஒழுக்கங்களுள் மிக முக்கியமானது உணவியல்!

'அசுர வேகத்துல ஓடிக்கிட்டு இருக்கோம்... சாப்பிடுறதுக்கே நேரமில்ல... இதுல சாப்பிட்ட பிறகு நடக்கறதுக்கு எங்க நேரம்...' என அங்கலாய்ப்பவர்களுக்கு, ஆரோக்கியமாக வாழவேண்டும் என்ற திட்டமிடல் இருப்பின், உடனடியாக உங்கள் அங்கலாய்ப்பை ஓரம் கட்டுங்கள்!

ஒரு வகையில் உண்மைதான். சாப்பிடுவதற்கே நேரமின்றிதான் துரித கதியில் பலரும் பயணித்துக் கொண்டிருக்கின்றனர். ஆனால், நீண்ட

காலத்திற்குச் செரிமானம் சிக்கலின்றி நடைபெற வேண்டும் என்றால் சில உணவியல் ஒழுக்கங்களைக் கடைப்பிடித்துதான் ஆக வேண்டும். அதில் உண்டபிறகு குறுநடை மேற்கொள்வது முக்கியமானதொரு ஒழுக்கம்!

அலுவல் நிமித்தமாகக் காலையிலும் மதிய வேளையிலும் சாப்பிட்டவுடன் குறுநடைப் போட யாருக்கும் வாய்ப்பில்லை. ஆனால், இரவு உணவை சாப்பிட்டு முடித்த பிறகாவது, வீட்டுத் தெருக்களில் அல்லது வீட்டு மாடியில் ரிலாக்ஸாகக் குடும்பத்தோடு மெல்லிய நடைப்போடலாமே! அதற்குக் குடும்பத்தில் உள்ள அனைவரும் ஒரே நேரத்தில் இரவு உணவைச் சாப்பிட வேண்டும். அப்படியான சூழலும் இப்போது குறைந்துவிட்டது. ஒரே இரவு உணவு... ஒரே குடும்ப உறுப்பினர்கள்தாம். ஆனால், உணவைச் சாப்பிடும் நேரத்திலோ ஒவ்வொருவருக்கும் மிகப்பெரும் இரவு நேர கால இடைவெளி!

ஒன்றாகச் சாப்பிட்டு ஒன்றாக நடப்போம்!

வட்டமாக அமர்ந்து ஒற்றுமையாக உணவுகளைப் பகிர்ந்து சாப்பிட்ட கூட்டம் தானே நாம்! ஆனால், காலவோட்டத்தில் எப்படியோ அவ்வழகியப் பழக்கத்தைத் தவற விட்டுவிட்டோம். கூட்டாக அனைவரும் அமர்ந்து இரவு உணவைச் சாப்பிடும் சூழலைக் குடும்பத்தில் மீண்டும் ஏற்படுத்த முயற்சிக்க வேண்டும்.

சில குடும்பங்களில் வேலை நாட்களில் சாத்தியமே இல்லை எனில், வார இறுதி நாட்களிலாவது ஒன்றாக இரவு உணவைச் சாப்பிட்ட பின் குடும்பம் சகிதமாக ஒரு குறுநடையைப் போடுங்கள்! செரிமானத்தோடு சேர்ந்து அன்பும், ஒற்றுமையும் பல மடங்கு அதிகரிக்கும். பத்து அல்லது பதினைந்து நிமிட குறுநடை குடும்ப உறுப்பினர்களிடம் இணக்கமான சூழலை உருவாக்கும்.

குறுநடை இலக்கணம்

அதென்ன குறுநடை என்கிறீர்களா? எவ்வித அவசரமோ பதற்றமோ இன்றி சுமார் பத்து பதினைந்து நிமிடங்களுக்கு, மிகக் குறைந்த வேகத்தில் நடைப்போடுவது. சாப்பிட்டவுடன் நடக்க வேண்டும் என்பதற்காக விரைநடை கூடாது. காலை மற்றும் மாலை வேளைகளில் மைதானங்களிலும் பூங்காக்களிலும் வேகமாக நடைப்போடுவதைப் போல வீறுநடை போடக்கூடாது. விரைநடையால் கிடைக்கும் பலன்கள் வேறு, மெதுநடையின் மூலம் கிடைக்கும் பலன்கள் வேறு! இரண்டுக்குமான காரணங்களும் வேறு.

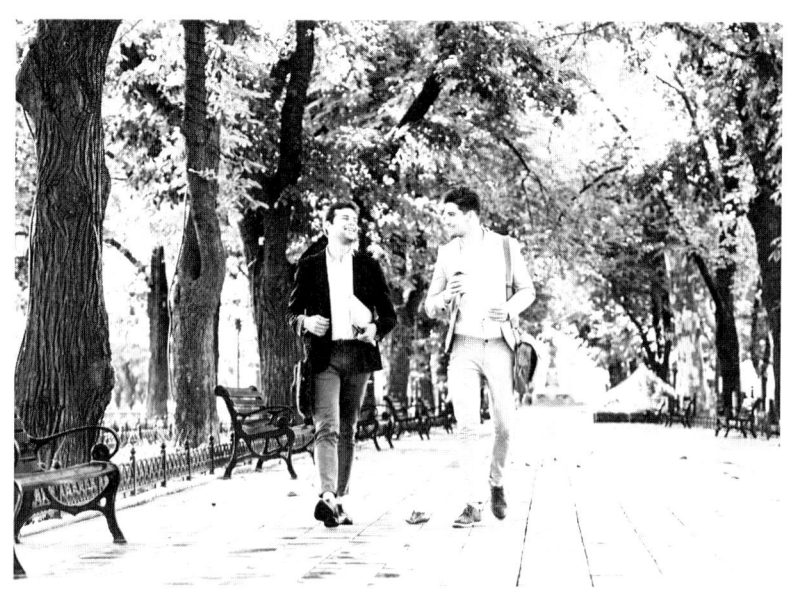

சாப்பிட்டவுடன் விரைநடை எடுத்தால், செரிமானம் நிச்சயம் பெருமளவில் பாதிக்கப்படும். உணவு எதுக்களித்தல், மலச்சிக்கல், வயிற்றுவலி போன்ற தொந்தரவுகள் அதிகரிக்கும். நேரமின்மை காரணமாகச் சிலர் தங்களின் உற்சாகமான நடைப்பயிற்சியை இரவு உணவு முடித்த பிறகுத் தொடங்குவார்கள். அந்தப் பழக்கம் வேண்டவே வேண்டாம். 'உணவை முடித்த பிறகு குறுநடை மட்டுமே' எனும் வாசகத்தை ஆழமாக மனதில் பதிய வைத்துக்கொள்ளுங்கள்.

இரவு உணவைச் சாப்பிடவுடன் உறக்கத்தைத் தழுவ ஆசைப்படுபவர்கள், உணவை முடித்த மறுநொடியே கணினி முன்பு அடைக்கலமாகும் சூழலில் பணிபுரிபவர்கள், நிச்சயம் உண்ட பிறகு குறுநடை எடுக்கும் பழக்கத்தை ஏற்படுத்திக் கொள்ளுங்கள். இந்தப் பழக்கத்தை மேற்கொண்ட பிறகு உங்கள் உடலில் நடக்கும் ஆரோக்கிய மாற்றத்தை நீங்களே உணர்வீர்கள்!

காலை, மதிய உணவுக்குப் பிறகான நடை!

அலுவலகங்களில் மதிய நேரத்தில் மெலிதான நடைப்போட வாய்ப்பு இருப்பவர்கள் முயற்சிக்கலாம். அலுவலகத்தில் உள்ள அனைவரும் இதை புதுப் பழக்கமாக எடுத்து மதிய உணவை முடித்த அடுத்த பத்து நிமிடங்களுக்குக் குறுநடைப் போடலாம். விடுமுறை நாட்களில் காலை

உணவை முடித்த பிறகும் தாராளமாகக் குறுநடை எடுக்கலாமே!

மேலும், சாப்பிட்டவுடன் உறங்குவதால் மண்ணீரலின் செயல்பாட்டில் பாதிப்பு உண்டாகும் என்கிறது சித்த மருத்துவம். பாதிக்கப்பட்ட ரத்த சிவப்பணுக்களை அகற்றுவது, தொற்றுகளை எதிர்க்க வெள்ளை அணுக்களை உருவாக்குவது என மண்ணீரலின் பணி அதி நுணுக்கமானது! ஆகையால் மண்ணீரலைப் பாதுகாப்பதற்காகச் சாப்பிட்ட உடன் உறங்கச் செல்லாமல் குறுநடை செல்லுங்கள்.

நிலவின் வெளிச்சத்தில் இரவின் அழகை ரசித்துக்கொண்டே நடப்பதில்தான் எவ்வளவு மருத்துவப் பயன்கள்! சாப்பிட்டவுடன் மெதுவான நடைப் பயில்வதால், செரிமானப் பகுதியில் சேர்ந்த உணவுக் கூழ்மங்களின் நகரும் தன்மை (Gastric emptying) அதிகரிக்கிறதாம்! செரிமான மண்டலத்தின் ஒட்டுமொத்த ஆரோக்கியமும் அதிகரித்து மலச்சிக்கல், உணவு எதுக்களித்தல், வயிற்றுப் புண் போன்ற பிரச்சினைகள் ஏற்படுவதற்கான வாய்ப்புகள் குறைவதாக ஆய்வுகள் குறிப்பிடுகின்றன.

நீரிழிவு நோயாளர்களின் ரத்த சர்க்கரை அளவு குறைவதாக ஆரம்ப நிலை ஆய்வுகள் நம்பிக்கை அளிக்கின்றன. நீரிழிவு நோயாளர்கள் காலையில் விரை நடையோடு, இரவு உணவுக்குப் பிறகு, மெது நடையையும் வழக்கமாக்கிடுங்கள்.

இடையூற்ற உறக்கத்தைத் தேடுபவர்கள் குறுநடைப் போகலாம். மனதிற்கு உற்சாகத்தை அளிக்கும் ஹார்மோன்களின் சுரப்பு அதிகரித்து உங்களுக்குள் மகிழ்ச்சி பிறக்கும். மொத்தத்தில் உண்ட பிறகு நாம் போட வேண்டியது வீறு நடை அல்ல, குறுநடை.

குறுநடை தான்... ஆனால், பெரும் பலன்கள்!

3

ஒரு நாளைக்கு எத்தனை முறை சாப்பிடலாம்!

ஒரு நாளில் மூன்று வேளையும் சாப்பிடுவது சிறந்ததா அல்லது இரண்டு வேளையாகக் குறைத்துக்கொள்வது நல்லதா எனும் கேள்வி இப்போது எழத் தொடங்கி இருக்கிறது. அதுவும் பல்வேறு டயட் முறைகள் பின்பற்றப்படும் இன்றைய காலத்தில் உணவு சார்ந்த சந்தேகங்கள் ஏற்படுவது இயல்பே!

'உண்பதிரு பொழுதொழிய மூன்றுபொழு துண்ணோம்...' சித்த மருத்துவம் சார்ந்த உணவியல் இலக்கியத்தில் சுட்டப்பட்டுள்ள முக்கியமான உணவுச் சொற்றொடர் இது! அதாவது ஒரு நாளில் இரண்டு வேளை மட்டுமே உணவு சாப்பிட வேண்டும், மூன்று வேளை உணவு வேண்டாம் என்று அறிவுறுத்துகிறது இந்தத் தொடர். 'ஒரு வேளை சாப்பிடுபவன் யோகி, இரண்டு வேளை சாப்பிடுபவன் போகி, மூன்று வேளை சாப்பிடுபவன் ரோகி...' என்ற பேச்சு வழக்கும் நெடுங்காலமாகவே புழக்கத்தில் உள்ளது!

ஆனால், இவை எல்லாம் சாத்தியமா? நினைவு தெரிந்த நாள் முதலே மூன்று வேளைதான் உணவு சாப்பிட்டு வருகிறோம். இது என்ன காலத்திற்குப் பொருந்தாத வழக்கமாக இருக்கிறதே என்று சிந்திக்கிறீர்களா! இன்னும் சிலரோ 'நாங்கெல்லாம் நான்கு ஐந்து வேளை

எனக் காலம் பிரித்து உணவைச் சாப்பிடுகிறோம்... இரண்டு வேளை மட்டும் சாப்பிடச் சொன்னால் எப்படி...' என்று பகடியும் பேசலாம்!

பல நூற்றாண்டுகளுக்கு முன்பிருந்த உணவியலை மையப்படுத்தியும் தவறான உணவியல் காரணமாக ஏற்பட்ட சிக்கல்களைக் கருத்தில்கொண்டும், காலத்திற்கேற்ற வகையிலும் உருவாக்கப்பட்ட சொற்றொடர் அது. விஷயம் என்னவென்றால் இப்போதைய நவீன யுகத்திலும் சரியாகப் பொருந்தும் உணவியல் தொடராகவே அதைப் பார்க்கலாம்.

காரணம், மூன்று வேளை உணவுகளில் நான்கு வேளை அளவுக்குக் கூடுதலாக அதி உணவைப் பலரும் சாப்பிடுகிறார்கள். காலை பதினொரு மணி மற்றும் மாலை நான்கு மணி அளவில் ஒரு பெரு உணவு அளவுக்குச் சிற்றுண்டியைச் சாப்பிடுபவர்கள் பலர்!

நகரத்துச் சிற்றுண்டி கடைகளில் மக்கள் கூட்டம் தேனியாய் மொய்ப்பதை நேரடியாகப் பார்க்கலாம். கொஞ்சம் சிந்தித்துப் பார்த்தால் மின்சார யுகத்திற்கு முன்பு சூரியன் மறைவதற்கு முன்பே உணவைச் சாப்பிட்டவர்கள்தாம் நாம். கால மாற்றத்திற்குப் பிறகு பணிச் சூழல் காரணமாக உணவியலில் பெரும் மாற்றங்கள் ஏற்பட்டுவிட்டன.

மூன்று வேளை உணவை இரு வேளை ஆக்க முடியுமா?

இரண்டு வேளையில் அளவுக்கு மீறாத மிதமான உணவு! மூன்றாவது வேளையில் பழங்கள், காய்கள், கீரைகள் எனும் வகையில் உங்கள் டயட்டை மெல்லியதாக அமைத்துக்கொண்டால் எவ்வித நோய்களுமின்றி ஆரோக்கியமாக வாழ முடியும். அது எந்த வேளை உணவு என்பதை சூழலுக்கு ஏற்ப முடிவு செய்து கொள்ளலாம்.

இரவு வேளையில் உணவைக் குறைப்பதாக இருப்பின் சூடான கஞ்சி, காய் வற்றல், இடியாப்பம், மிளகுத் தூவிய சாலட் ரகங்கள் போன்ற மெல்லிய உணவு ரகங்கள் சிறப்பு. செரிமானத்தை முறைப்படுத்த இரவு வேளையில் குறைவாகச் சாப்பிடுவதே சிறந்தது.

மதிய வேளையில் வாய்ப்பிருப்பவர்கள் அறுசுவை உணவுகளைத் தேர்ந்தெடுக்கலாம். அப்படி குறைப்பதாக இருப்பின், இரண்டு கைப்பிடி அளவு சாதம்... அதைச் சுற்றிலும் காலத்திற்கேற்ற வண்ண வண்ண காய் ரகங்கள்! வேனிற்காலமாக இருப்பின் புடல், பீர்க்கு, பூசணி ஆகியவற்றின் பொரியல் / கடையல் அதிகமாக இருக்கட்டும்.

காலை வேளையில் அதிகமாகச் சாப்பிடுவது முக்கியம். ஆனால்,

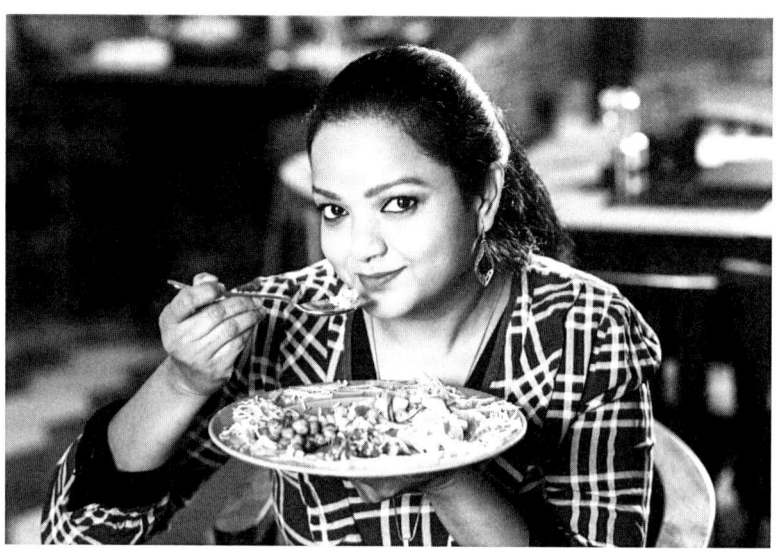

நேரமின்மை காரணமாகக் காலையில் துரித உணவுகளை எடுப்பவர்கள், அப்பழக்கத்தைத் தவிர்த்துவிட்டு பழங்கள், காய்கள் நிறைந்த வகையில் தட்டையும் வயிற்றையும் நிரப்பலாம்.

பதினொரு மற்றும் நான்கு மணி அளவில் பாரம்பரிய பானங்களைப் பருகுவது, பழச்சாறுகளை வெள்ளைச் சர்க்கரை சேர்க்காமல் எடுத்துக்கொள்வது சிறப்பு! நெடுங்காலமாக நாம் பயன்படுத்திவரும் சிற்றுண்டி ரகங்களை மிகக் குறைந்த அளவில் சாப்பிடலாம்.

இந்த உணவுச் சூத்திரம் உங்களுக்கு உதவும்

காலையில் அதிகமாக, மதிய வேளையில் கொஞ்சம் குறைவாக, இரவு வேளையில் மிக மிகக் குறைவாக உணவை எடுக்கும் உணவுச் சூத்திரத்தை மறவாதீர்கள்! உங்கள் உடல்நிலை, வயது மற்றும் சூழலைக் கருத்தில்கொண்டு எவ்வேளையில் உணவைக் குறைக்கலாம் என்று திட்டமிடுங்கள். இரவு வேளையில் உணவைக் குறைப்பதால் பலன்கள் அதிகம் என்பது கூடுதல் தகவல்!

'தினமும் இப்படி இரு வேளையில் மட்டும் முழு உணவு எடுத்துக்கொண்டு, ஒரு வேளை பழங்கள் / காய்களை மட்டும் சாப்பிடுவது சாத்தியமா? இருக்கும் வேலைப் பளுவில் பழங்களை / காய்களைத் தேர்ந்தெடுத்து சாப்பிட முடியுமா... அதற்கெல்லாம்

நேரம் ஏது என்ற சிந்தனை உங்களுக்கு தோன்றுகிறதெனில் நீங்கள் ஆரோக்கியம் நோக்கி நகரவில்லை என்று அர்த்தம்.

தினமும் முடியாவிட்டாலும், முதலில் வாரத்தில் சில நாட்களிலாவது இப்படியான உணவு முறையை நீங்கள் பின்பற்றத் தொடங்கிவிட்டால், காலப்போக்கில் அது உங்கள் உணவியல் வழக்கமாகிவிடும்.

நமது உடலுக்காக நமது உணவைத் தேர்ந்தெடுப்பதற்காக... நேரத்தை ஒதுக்கியாக வேண்டிய சூழலுக்கு வந்துவிட்டோம். உணவின் காரணமாக உடற்பருமன், நீரிழிவு எனத் தொற்றா நோய்கள் தமது பிடியை இறுக்கிவிட்டன!

விழிப்போடு இருக்க வேண்டிய நிலைமைதான் இப்போது! உணவின் அளவுகளை முறைப்படுத்திக்கொண்டால் கழிவுகள் முறையாக வெளியேறும். உடலில் உற்சாகம் கரைப்புரண்டு ஓடுவதையும் உங்களால் உணர முடியும். இன்சுலின் ரெசிஸ்டன்ஸ்க்கான தேவையும் குறையும்.

ஏற்கெனவே தகுதியற்ற காணொளிகளைப் பார்த்து வெவ்வேறு டயட் முறைகளைப் பின்பற்றுகிறேன் என்ற ஆர்வத்தில் உடல் நிலையைக் கெடுத்துக்கொள்வோர் பலர்!

நீங்கள் எந்த டயட் முறையைப் பின்பற்றுவதாக இருப்பினும், உங்கள் உடல் நிலைக்கு ஏற்ப உங்கள் குடும்ப மருத்துவரின் ஆலோசனையோடு எப்படி உணவுகளை வடிவமைக்கலாம் என்பதைத் தெரிந்துகொண்டு, மேற்கொள்வது சிறப்பு. எல்லாவற்றுக்கும் மேலாகப் 'பசித்துப் புசி' என்பதுதான் முக்கியம்.

உண்பது இரு பொழுது ஒழிய மூன்று பொழுது உண்ணோம்! கால மாற்றத்திற்கு ஏற்ப இந்தச் சொற்றொடரின் சாராம்சத்தை எடுத்துக்கொண்டால் ஆரோக்கியம் உறுதி!

4

அரை வயிறு உணவு; கால் வயிறு தண்ணீர்; கால் வயிறு காலி!

நோயின்றி வாழ உணவே பிரதானம் என்பதைப் பலரும் புரிந்துகொள்ளத் தொடங்கிவிட்டனர். ஆகவே உணவை மையப்படுத்தி பல்வேறு உணவு முறைகளைப் பின்பற்றுகின்றனர்!

பண்பாடு, சமூகம், நில அமைப்பு ரீதியாக எடுத்துப் பார்த்தாலும், வெவ்வேறு காலக்கட்டங்களில் வெவ்வேறு உணவு முறைகளை, உணவுப் பொருட்களை மனித இனம் பின்பற்றி வந்திருக்கிறது.

எவ்வகையான உணவு முறையைப் பின்பற்றுவதாக இருந்தாலும், எந்தக் காலக்கட்டமாக இருந்தாலும் அடிப்படையில் உடலுக்கு ஊட்டத்தையும், நோய் நீக்கும் பண்பையும் கொடுக்கும் வகையில் உணவுகளை எடுப்பதே சிறப்பு! அதிலும் சாப்பிடும் உணவுகளின் அளவை நிர்ணயிப்பதே ஆரோக்கியத்திற்கான சூத்திரம்! கால வரைமுறையின்றி உடலுக்கு ஆரோக்கியத்தை விதைக்கும் முக்கியமான சூத்திரங்களுள் ஒன்று என்ன தெரியுமா?

'அரை வயிறு உணவு, கால் வயிறு தண்ணீர், கால் வயிறு காலி!'

இந்த உணவுச் சொற்றொடருக்குள் பல்வேறு அர்த்தங்கள் புதைந்திருக்கின்றன! பசியைத் தாண்டி, அதிகளவில் உணவுகளை

எடுத்துக்கொண்டால் ஏற்படும் பாதிப்புகள், செரிமானம் சார்ந்து தண்ணீர் பருகுவதன் முக்கியத்துவம், செரிமானக் கருவிகளுக்குத் தகுந்த களம் அமைத்துக்கொடுத்தல், உணவால் நோய்கள் வருவதற்கான சாத்தியங்கள்... எனச் சொற்றொடருக்கான விளக்கத்தைத் தொடுத்துக்கொண்டே போகலாம்.

பிடித்த உணவோ / பிடிக்காத உணவோ அளவுக்கு மீறி சாப்பிடாமல் பசியின் அளவறிந்து சாப்பிடுவது முக்கியம். சாப்பிட்ட சிறிது நேரத்திற்குப்பின், நீர் அருந்துவதற்கான 'உணவு - நீர்' இடைவெளி, பிறகுச் செரிமானக் கருவிகள் சாப்பிட்ட உணவைச் செரிமானத்திற்குத் தயார்ப்படுத்தி, ஊட்டங்களை உடலுக்குக் கொடுப்பதற்கான அமைப்பை ஏற்படுத்திக் கொடுப்பது... இப்படித்தான் நமது ஒவ்வொரு வேளை உணவும் இருக்க வேண்டும் என்பதையே உணவுச் சொற்றொடர் விளக்குகிறது!

ஆனால், நாமோ சாப்பிடும் ஒவ்வொரு வேளை உணவையும் அளவுக்கு மீறி சாப்பிடுகிறோம். இவ்விடத்திலேயே ஆரோக்கிய சூத்திரத்தின் நோக்கம் சிதைந்துவிடுகிறது. உணவுக்கு முன்பு தண்ணீர் பருகுவது சரியா, உணவுக்குப் பின்பு சரியா எனும் குழப்பம் செரிமானச் சிக்கலுக்கான அடிப்படைக் காரணியாகி விடுகிறது.

மூளையில் சிக்னல் கோளாறு

'போதும் என்ற மனமே பொன் செய் மருந்து...' பொருளாதாரம் சார்ந்து இந்தப் பழமொழி உருவகப்படுத்தப்பட்டிருந்தாலும், உணவு சார்ந்து மறு உருவாக்கம் செய்வது இப்போதைய காலத்தின் கட்டாயம்!

சாப்பிட்டது போதும் என்பதைக் கண்டுபிடிக்க தனி கணக்கு எல்லாம் போடத் தேவையில்லை. சாப்பிடும்போது எவ்வித கவனச் சிதறலும் இன்றி, மனதை ஒருநிலைப்படுத்தி சாப்பிட்டாலே போதும்! ஆனால், அதுவே செல்போன் பார்த்துக்கொண்டும், சுவைக்கு அடிமையாகியும் சாப்பிடத் தொடங்கினால் 'சாப்பிட்டது போதும்' என்ற உணவு திருப்தி அளிக்கும் உணர்வு அமைப்பில் சிக்னல் கோளாறு ஏற்படத் தொடங்கிவிடும்.

பிறகு, அரை வயிறு உணவுக்கெல்லாம் வாய்ப்பே இல்லாமல் தினமும் அதி உணவுதான்! பின்பு, கால் வயிறு தண்ணீருக்கும் கால் வயிறு வெற்றிடத்துக்கெல்லாம் ஏது இடம்!

நாம் எவ்வளவு சாப்பிட்டாலும் ஓரளவுக்கு விரிந்து இடமளிக்கும் சக்தி வயிற்றுத் தசைகளுக்கு உண்டு. 'எவ்வளவு அடித்தாலும் தாங்கும்...'

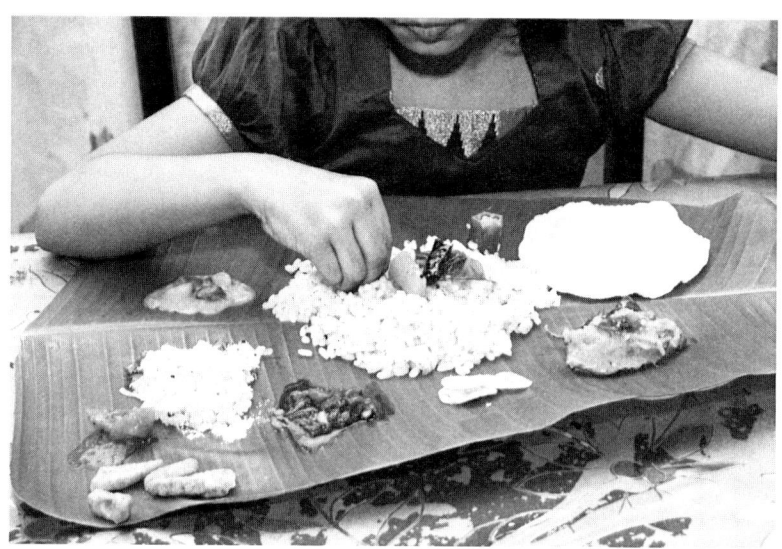

என்பதற்காகக் கூடுதல் சுமையை அனுதினமும் கொடுத்துக் கொண்டே இருந்தால் பிரச்சினைதான்! பசி அடங்கிவிட்டது எனும் உணர்வுக்கும், நரம்பிழைகளுக்கும் மூளைக்கும் தொடர்பிருக்கிறது!

'சாப்பிட்டது போதும் எனும் உணர்வே' உணவு உண்ட திருப்தியை நமக்கு அளித்து அவ்வேளைக்கான பசி உணர்வை நிறைவு செய்கிறது! ஆனால், அளவுக்கு மீறி பசி உணர்வையும் மீறி சாப்பிடுவதால், 'சாப்பிட்டது போதும்' என மூளை கொடுக்கும் சமிக்ஞைக்கே குழப்பத்தை ஏற்படுத்தும் சூழலுக்குத் தள்ளிவிடுகிறோம். அதாவது, காலங்காலமாக மனித உடலுக்குள் நடைபெற்றுவந்த முறையான இயங்கியலுக்குப் பாதகங்களை உண்டாக்கத் தொடங்கியதே நோய்களுக்கான தொடக்கப்புள்ளி!

நோய்களை வரவேற்காதீர்கள்

இப்போதைய காலகட்டத்தில் தொற்றா நோய்களின் எண்ணிக்கை முன்பைவிட பல மடங்கு அதிகரித்திருப்பதற்கு இந்தச் சூத்திரத்தை மறந்ததும் பல்வேறு காரணங்களுள் ஒன்று!

அளவுக்கு மீறி சாப்பிடும்போது, சேகரமாகும் கூடுதல் கலோரிகள் இடுப்பைச் சுற்றி தசை திரட்சி, பின்பு, போகப்போக, உடற்பருமனுக்கு வழிவகுக்கும். உடற்பருமனோ, நீரிழிவில் தொடங்கி, இதய நோய்கள் வரையிலான தொற்றா நோய்களுக்கு அடிப்படை.

மேலும், எடுத்துக்கொள்ளப்படும் கூடுதல் கலோரிகள், கல்லீரலில் கொழுப்பு படிமானத்தை (Fatty Liver) உண்டாக்கும். கல்லீரலில் கொழுப்புப் படிவதற்கு மாவுச் சத்து நிறைந்த உணவுகள் எடுத்துக்கொள்வது, கொழுப்புச் சத்து நிறைந்த உணவுகளை எடுத்துக்கொள்வதோடு சேர்த்து, செரிமான அமைப்பின் கொள்ளளவு மீறி சாப்பிடுவதும் மிக முக்கிய காரணம்! அதாவது பழமொழியில் இருந்து விலகி முழு வயிறு சாப்பிடுவது!

நிதர்சனமாகச் சொன்னால் குறிப்பாக இரவு வேளைகளில் நாம் அதிகளவில்தான் சாப்பிடுகிறோம்! பசியின் அளவை அறியாமல் முழு வயிறு சாப்பிட்டுவிட்டு, உடனடியாகப் படுக்கைக்குச் செல்லும் நபர்களின் எண்ணிக்கை மிகமிக அதிகம்! சாப்பிட்டவுடன் சிறிய நடை செல்வது செரிமானத்திற்கு அடித்தளம் அமைத்துக் கொடுக்கும்! ஆனால், பதினொரு மணி அளவில் இரவு உணவு எடுக்கும் நபருக்கு நடப்பதற்கெல்லாம் நேரம் ஏது? அரை வயிறு சாப்பிட்டாலே குறுநடை செல்வது அவசியம். அப்போது முழு வயிறு சாப்பிடும் நபர்கள்?

எல்லை மீறி சாப்பிட்ட பின் உடனடியாக உறங்குவதால் ஏற்படும் பாதிப்பு என்ன தெரியுமா? சாதாரண எதுக்களித்தளில் தொடங்கி, வயிற்றுப் புண், இரைக்குழலில் புண், மலச்சிக்கல், பசியின்மை, வயிற்று உப்பிசம் எனப் பாடாய்ப்படுத்திவிடும்! இரவு உறங்கும்போது வயிற்றுக்குள் நடக்கும் களேபரத்தால் போகப்போக உறக்கம் பாதிக்கப்படுவதற்கும் வாய்ப்புகள் அதிகம்!

எவ்வளவு பிடித்தமான உணவாக இருந்தாலும் சரி, வயிறு முட்டும் அளவுக்குச் சாப்பிடுவதை நிறுத்தினாலே போதும், சோர்வுற்ற ஆரோக்கியம் துளிர்த்தெழும்! நாம் பின்பற்றுவதோடு அடுத்த தலைமுறைக்கும் அரை வயிறு உணவு, கால் வயிறு தண்ணீர், கால் வயிறு காலி எனும் ஆரோக்கிய சூத்திரத்தைக் கற்றுக்கொடுக்கத் தொடங்கினால், இனியாவது ஆரோக்கியத் தலைமுறை உருவாகும்!

5

நாம் அளவோடுதான் சாப்பிடுகிறோமா?

'தொலைக்காட்சியைப் பார்த்துக்கொண்டே சாப்பிடுவது தவறான செயல்பாடு' என்று சொல்லிய காலம் மாறி, செல்போன்களுக்குப் பதிலாகத் தொலைக்காட்சியைப் பார்த்த நிலையில் சாப்பிட்டால்கூட பரவாயில்லை என்று சொல்லும் அளவுக்குச் செல்போன்கள் யுகத்தில் வாழ்ந்து வருகிறோம்! செல்போன்களுக்கு அடிமையாகிவிட்டோம் என்று தைரியமாகச் சொல்லலாம்.

இருபத்தைந்து ஆண்டுகளுக்கு முன்பு உணவு அருந்தும் செயல்பாட்டுக்கு எவ்வித இடையூறும் இல்லாமல் இருந்தது. 2000ம் ஆண்டுக்குப் பிறகு இரவு வேளையில் குடும்பமாக அமர்ந்து தொலைக்காட்சியைப் பார்த்து ரசித்துக்கொண்டே உணவை எடுக்கும் சூழல் நிலவியது!

அதுவே ஒரு வகையில் உணவியல் தவறுதான்! ஆனால், இன்றோ குடும்பத்தில் உள்ள ஒவ்வொருவரும் தனித்தனியாகச் செல்போன்களைப் பார்த்துக்கொண்டே சாப்பிடுவது மாபெரும் உணவியல் தவறு!

'என்ன சாப்பிடுகிறோம்? எதற்காகச் சாப்பிடுகிறோம்? எவ்வளவு சாப்பிடுகிறோம்?' என்கிற சிந்தனையே இல்லாமல் பலரும் சாப்பிடுவதற்குச் செல்போன்களும் ஒரு முக்கிய காரணம்.

செல்போனில் காணொளிகளைப் பார்ப்பதற்காகக் கூடுதலாக இரவு உணவைக் கேட்டு சாப்பிடுபவர்களின் எண்ணிக்கை பல மடங்கு அதிகரித்திருப்பதாக உணவு சார்ந்த கருத்துக் கணிப்புகள் தெரிவிக்கின்றன!

கூடுதல் உணவு; கூடும் நோய்கள்!

நான்கு இட்லி சாப்பிடுபவர்கள் காணொளியை நிறைவு செய்வதற்காகக் கூடுதலாக இரண்டு இட்லிகளைக் கேட்டுச் சாப்பிடுவது அன்றாட உணவின் அளவுகளை மீறும் செயல்பாடு அல்லவா!

அதாவது, தேவையைவிட, அதிக கலோரிகளை உடலுக்குப் பரிசளிக்கிறோம்! விளைவு உயரத்துக்கு மீறிய உடல் எடை, உடல் பருமனில் கொண்டு நிறுத்தும். பல்வேறு தொற்றா நோய்களுக்குத் தொடர் சங்கிலியை விரிவாக்கும் பணியை உடற்பருமன் மேற்கொள்ளும். பிறகு, இளம் வயதிலேயே நீரிழிவு, அதிகுருதி அழுத்தம், மாரடைப்பு போன்ற தொற்றா நோய்களின் பிடியில் சிக்கித் தவிப்போம்.

மொத்தத்தில் பசியை மீறி அதிகமாக உணவு சாப்பிடுவதற்குச் செல்போன்கள் காரணமாக மாறிவிட்டன! பேசுவதற்காக மட்டும் தொடக்கத்தில் உதவிய செல்போன்கள், இன்றோ நமது உணவியலையே புரட்டிப்போடத் தொடங்கிவிட்டன!

வேறு எவ்வித சிந்தனையுமின்றி உணவை மையப்படுத்திய உணர்வோடு உணவை எடுத்துக் கொண்டால் மட்டுமே நமது உணவால் நற்பலன்கள் அமையும்! இல்லையேல், இயற்கையான உணவாக இருந்தாலும், அளவையும் உணவியல் கோட்பாட்டையும் மீறும்போது, தீய உணவாகவே மாறும்!

செல்போன்களைப் பார்த்துக்கொண்டே சாப்பிடும் குழந்தைகளின் நிலைமையைக் கொஞ்சம் நினைத்துப் பாருங்கள். அதிகமாக உணவை எடுத்துவிட்டோம் என்று அந்தக் குழந்தைக்குச் சொல்லக்கூடத் தெரியாது. அதனால் ஏற்படும் குறிகுணங்களை அக்குழந்தையால் வெளிப்படுத்தவும் முடியாது.

சுவை அடிமைகள்

பசியை மீறி உணவை எடுத்துக்கொள்ளும் நிலை எப்படி உருவானது? சுவைக்கு அடிமையானப் பிறகு... துரித உணவுக் கலாச்சாரம் அசுர வேகத்தில் பரவிய பிறகு... ஆம், பசிக்கு ஏற்ப உணவுகளைச் சாப்பிட்ட காலம் மாறிவிட்டது. துரித உணவுகளில் சேர்க்கப்படும் சுவையூட்டிகள்

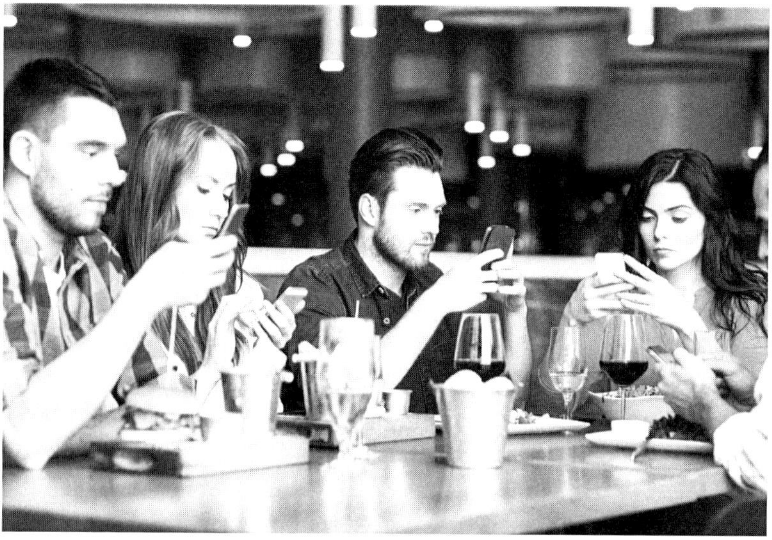

நமது நாவின் சுவை மொட்டுகளைக் குழப்பத்தில் ஆழ்த்திவிட்டன.

இயற்கையானச் சுவையை மறந்து செயற்கை சுவையூட்டிகளுக்குச் சுவை மொட்டுகள் அடிமையாகிவிட்டன! உண்மையில் நமது சுவை மொட்டுகளின் சூக்குமமான சிந்தனையை நாம் மாற்றிவிட்டோம்! குழந்தைகள் முதல் பெரியவர்கள் வரை செயற்கைச் சுவையூட்டிகளுக்கு அடிமையாகி அளவுக்கு மீறி உணவுகளை எடுத்துக்கொள்வது பெரும் வேதனை! அறுசுவைகளை இயற்கையான உணவுப் பொருட்களின் மூலம் அனுபவிப்பவர்களின் எண்ணிக்கையும் குறைந்துகொண்டேதான் வருகிறது.

ஓய்வு முக்கியம் பாஸ்!

பெரு நகரங்களில் அதிகரித்துவிட்ட பார்ட்டி கலாச்சாரம், அதிக உணவுகளை எடுப்பதற்கானச் சூழலை உருவாக்கிவிட்டது. செரிமான மண்டலத்துக்குக் குறிப்பிட்ட கால இடைவெளியில் ஓய்வளிக்க வேண்டியது மிகமிக அவசியம். ஆனால், அடிக்கடி அளவுக்கு மீறி உணவுகளை எடுத்து செரிமான உறுப்புகளுக்குக் கூடுதல் சுமையைக் கொடுப்பதால் பெரும் சிக்கலை சந்திக்க வேண்டியிருக்கிறது.

அதி உணவால் கூடுதல் கலோரிகளை எடுத்துக்கொள்கிறோம். உடல் உழைப்பும் குறைந்துவிட்ட தற்காலத்தில், சேகரமானக் கூடுதல் கலோரிகளைச் செலவழிக்கவும் வாய்ப்புகள் குறைவு. நாம் திருப்தியாகத்

தேவைக்கு ஏற்ப சாப்பிட்டு முடித்துவிட்டோம் என்ற உணர்வைக் கொடுக்கும் 'லெப்டின்' ஹார்மோனின் செயல்பாடு தொடர்ந்து அளவுக்கு மீறிச் சாப்பிடுவதால் பாதிக்கப்படும் என்கிறது ஆய்வு! அதாவது, லெப்டின் ஹார்மோனுக்கு ஏற்ப பசி உணர்வு குறையும் தன்மையில் பாதிப்பு ஏற்படுகிறதாம்.

லெப்டின் ஹார்மோன்களை எலிகளுக்குக் கொடுத்து ஆய்வு ஒன்று நடத்தப்பட்டது. செயற்கையாக லெப்டின் ஹார்மோன்களைக் கொடுத்தபோது, முதல் சில நாள்களில் எலிகளுக்கு உணவைச் சாப்பிட்ட திருப்தி ஏற்பட்டு பசி உணர்வு குறைந்திருக்கிறது. ஆனால், அதற்கு அடுத்த நாட்களில் லெப்டின் ஹார்மோனின் பசியை அடக்கும் திறனுக்கு எதிராகத் தடுப்புத் தன்மை எலிகளில் உருவாகி இருக்கிறது. இதே நிலைமைதான் மனிதர்களுக்கும்! குறிப்பாகக் கொழுப்புச் சத்து மிக்க உணவுகளை அளவுக்கு மீறி எடுத்துக்கொள்ளும்போது, விரைவில் பாதிப்புகள் உண்டாகும். எண்ணெய்யில் பொரித்த, வறுத்த அசைவ உணவுகளைப் பெருமளவில் குறைக்க வேண்டியது அவசியம்.

'அரை வயிறு உணவு, கால் வயிறு தண்ணீர், மீதி கால் வயிறு காலியாக இருக்க வேண்டும்...' எனும் உணவியல் சூத்திரம் முற்றிலுமாக மாறிவிட்டது. வயிற்றின் கொள்ளளவை மீறும் அளவுக்கு உணவை எடுத்துக்கொள்ளும் தவறான பழக்கத்தைப் பலரும் பின்பற்றுகின்றனர்.

'ஞாலந்தான் வந்திடினும் பசித்தொழிய வுண்ணோம்...' என்கிறது சித்த மருத்துவக் கோட்பாடு. எக்காரணத்தைக் கொண்டும் பசி எடுக்காமல் உணவைச் சாப்பிட வேண்டாம் என்பதை அறிவுறுத்தும் கோட்பாடு அது. ஆனால், இன்றோ பசி உணர்வையும் மீறி உணவு அளவையும் மீறி சாப்பிடும்போது பாதிப்புகளை எதிர்கொள்வதற்குத் தயாராக இருக்க வேண்டும்.

'மீதூண் விரும்பேல்...' எனும் உணவியல் தத்துவத்தைப் பின்பற்றாவிட்டால், உடலில் கூடுதல் ஊன் (உடற் பருமன்) ஏற்பட்டு பல்வேறு இன்னல்களைச் சந்திப்பது உறுதி! மொத்தத்தில் மீதூண் விரும்பினால், மீதூனைச் (அதிக ஊன்) சுமக்க வேண்டியிருக்கும், கவனம்!

6

'இந்த வயசுல எல்லாத்தையும் சாப்பிடலைனா எப்படி' - இந்த அறிவுரை சரியா?

அறிவுரைகளுக்கு நம்மிடையே பஞ்சம் இல்லை! அதுவும் உணவு என்று வந்துவிட்டால், அக்காலம் தொட்டு இக்காலம் வரை, பல்வேறு அறிவுரைகள் நமது செவித் திரைகளின்மீது பலமாகப் பதிந்துகொண்டேதான் இருக்கின்றன! அவற்றில் பெரும்பாலானவை உடல் நலனுக்குப் பொருந்தும் வகையிலேயே இருக்கும். ஆனால், சில அறிவுரைகளை உடல் நலனுக்கு ஏற்ப பின்பற்றாமல் இருப்பதும் இனிதாக வாழ்வதற்கு அவசியம்!

தவிர்க்கப்பட வேண்டிய அறிவுரைகளில் முக்கியமானது 'இந்த வயசுல சாப்பிடாம எப்படி... எல்லாத்தையும் சாப்பிடு... எவ்ளோ வேணாலும் சாப்பிடு!' இந்த அறிவுரையை உதாசீனப்படுத்துவது எவ்வளவு நல்லது தெரியுமா? 'எல்லாத்தையும்' என்று குறிக்கப்படும் ஆரோக்கியமான உணவுகள் நமது உணவு சமூகத்திலிருந்து விலகிப் பல ஆண்டுகள் கடந்துவிட்டன!

இப்போது 'எல்லாத்தையும்' என்பது எவ்வகையான உணவுகளைக் குறிக்கிறது தெரியுமா? எண்ணெய் ஒழுகும் ஃப்ரைட் ரைஸ் ரகங்கள், கொழுப்புச் சத்தை அளவுக்கு அதிகமாக உண்டாக்கும் வறுத்த அசைவ உணவு ரகங்கள், குழந்தைகளைச் சுண்டி இழுக்கும் அதிக உப்பு சேர்த்த ஆரோக்கியமில்லாத நொறுவைகள், கொஞ்சம்கூட

நலக்கூறுகள் இல்லாத மைதா சார்ந்த உணவுகள், கலர் கலராக ஒளிரும் பன்னாட்டு குளிர்பான வகைகள்... இப்படிப்பட்ட உணவு ரகங்களைக் (எல்லாத்தையும்) கவலைப்படாமல் சாப்பிட்டால் நமது நிலைமை என்னவாகும் என்பது குறித்து ஆழமாகச் சிந்தித்துப் பார்க்கவேண்டிய நேரம் இது.

நல்லுணவுகளை மட்டும் சாப்பிட்டு, உடல் உழைப்பும் போதுமான அளவு இருந்த, சென்ற தலைமுறையில் 'இந்த வயசுல சாப்பிடாம இருந்தா எப்படி...' எனும் உணர்வுப்பூர்வமான வாக்கியம் பொருந்தும். நல்லுணவுகளை மட்டுமே மையப்படுத்தி உண்டான வாக்கியம் அது! ஆனால், தீய உணவுகளுக்கு மத்தியில் எப்போதாவது நல்லுணவுகளைச் சாப்பிட்டு, கொஞ்சமும் உடல் உழைப்பே இல்லாத 'செடண்ட்டரி லைஃப்-ஸ்டைல்' கொண்ட இப்போதைய தலைமுறையில் மேற்சொன்ன வாக்கியம் பொருந்துமா என்பதை எண்ணிப் பார்க்க வேண்டும்!

வயது வித்தியாசமின்றி சிறார்கள் முதல் முதியவர்கள் வரை, வயதுக்கேற்ற ஆரோக்கியமான உணவுகளை எடுத்துக்கொள்வது மட்டுமே நலமாக வாழ்வதற்கான சூத்திரம்! 'சிறு வயது தானே...' என்ற எண்ணத்தில் தினமும் கொழுப்புச் சத்துள்ள அசைவ உணவுகளை அளவுக்கு மீறிச் சாப்பிட்டு வந்தால் என்னவாகும் தெரியுமா? ரத்தத்தில் கொழுப்பு வரைமுறையின்றி அதிகரிக்கும்!

இளம் வயதிலேயே ரத்தக் கொதிப்பு, இருதய நோய்கள், கல்லீரலில் கொழுப்பு படியும் நிலை என பாதிப்புகளோ வரிசைக்கட்டி நிற்கும். பாதிப்பு ஏற்பட்ட பிறகு விழிப்புணர்வு ஏற்பட்டு என்ன பயன்?

வயதான பிறகுதான் உணவுக் கட்டுப்பாடா?

சில பத்தாண்டுகளுக்கு முன்பு கொழுகொழுவென இருந்தால் ஆரோக்கியமானவர் என்னும் நம்பிக்கை பொதுப்புத்தியில் இருந்தது! ஆனால், இப்போது அப்படிச் சொல்ல முடியுமா? உயரத்துக்கு ஏற்ற எடையைப் பராமரிக்காமல், கொழு கொழுவென இருப்பின் அதற்குப் பெயர் உடற்பருமன்!

உயரத்துக்கு ஏற்ற எடையைப் பராமரிக்காவிட்டால், எவ்வளவு சிக்கல்கள் ஏற்படும் என்பது, தவறான உணவு முறையால் உடற்பருமனோடு இருப்பவருக்குத் தெரியும்.

'வயசாகி நோய் வந்தா அப்புறம் உணவுல கட்டுப்பாடோட இருந்துக்கலாம்... இப்போ ஆசைப்பட்டதெல்லாம் சாப்பிடு...' என்று சொன்னவர்கள், சென்ற தலைமுறையில் அதிகம்தான்!

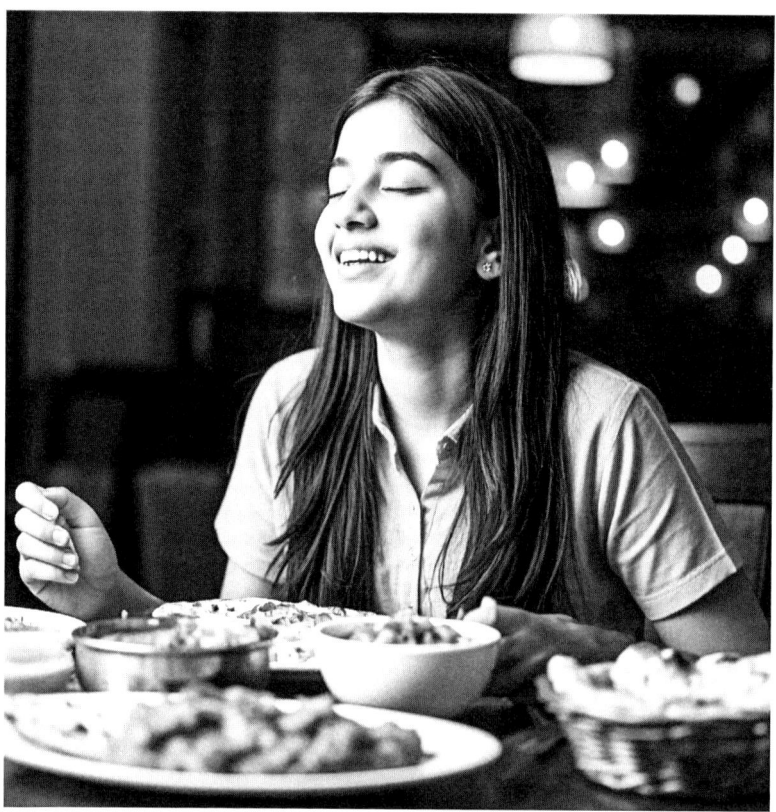

அப்போது நம்மைச் சுற்றி 95 சதவீதம் நல்லுணவே நிறைந்திருந்தது. வயதானப் பிறகுதான் நோய்களைப் பற்றி சிந்தித்தோம். ஆனால், இப்போது அப்படியில்லை அல்லவா!

முதிய வயதில் தோன்ற வாய்ப்பிருந்த நோய்கள் எல்லாம் இப்போது முப்பதுகளிலேயே கதவைத் தட்டுகின்றன. ஆகையால், நமது முந்தைய தலைமுறையினர் சொன்ன மேற்சொன்ன வாக்கியத்தை மறந்துவிட்டு, உடலுக்கு என்ன தேவையோ அதை மட்டும் தேர்ந்தெடுத்து சாப்பிடும் கட்டுப்பாடான பழக்கத்தை மனதில் பதிய வைத்தல் நலம்.

எக்ஸ்ட்ரா இட்லி உங்களுடையதில்லை!

சாப்பிட்டு முடித்ததும் சட்னியும் சாம்பாரும் தட்டில் கொஞ்சம் மீதம் இருக்க, அதை வீணாக்கக் கூடாது என்பதற்காகக் கூடுதலாக இட்லி

வாங்கி சாப்பிடுபவர்களும் அதிகம் இருக்கிறார்கள். அளவுக்கு மீறி சாப்பிடும் பிரச்சினை இது!

எவ்வளவு தேவையோ அவ்வளவு சட்னி, சாம்பாரை மட்டும் பயன்படுத்துவது புத்திசாலித்தனம். அதையும் மீறி கொஞ்சம் மீதம் இருக்கிறது என்பதற்காகக் கூடுதல் கலோரிகளை உள்ளே செலுத்துவதும் தவறுதானே!

9 வயது சிறுவனுக்கு 6 மி.மீ. அளவில் 'பித்தப்பைக் கல்' என்பது எப்போதாவது நடைபெறும் அரிதான விஷயமாகக் கடந்து செல்லலாம். ஆனால், குறுகிய காலகட்டத்தில் பல சிறார்களுக்கு வயிற்றுப் பகுதியில் வலி ஏற்பட்டு வாந்தி போன்ற குறிகுணங்கள் தோன்றி, ஸ்கேன் செய்து பார்த்தால் பித்தைப்பைக் கற்கள் இருந்தால் உங்களால் சாதாரணமாகக் கடந்து செல்ல முடியுமா? நிச்சயமாக முடியாது!

குறைந்தது எழுபது எண்பது வயது வரை ஆரோக்கியமாக இருந்து சாதிப்பார்கள் என்று நினைத்த உறவுகள்கூட, இளம் வயதிலேயே மாரடைப்பாலும் கவனிக்கப்படாத தொற்றா நோய்களின் உப பாதிப்புகளாலும் மரணம் அடைவது வெகு சாதாரணமாகிவிட்டது.

நம்மைச் சுற்றி நடக்கும் அனைத்து விஷயங்களையும் நம்மால் கட்டுப்படுத்த இயலாது. ஆனால், நமது கையில் இருக்கும் சில விஷயங்களை நம்மால் கட்டுப்படுத்த முடியும் அல்லவா! அதில் முக்கியமான ஒன்று, முறையான உணவியலைப் பின்பற்றுவது.

அளவுக்கு மீறிய உணவுகளாலும் வயதிற்குப் பொருந்தாத உணவுகளாலும்தான் தொற்றா நோய்களின் ஆதிக்கம் அதிகரித்திருக்கிறது என்பதை அனைவரும் அறிந்துகொள்ள வேண்டும்.

இருபத்தைந்து வயது வாலிபர் சாப்பிடும் ஆறு இட்லியை எட்டு வயது சிறுவன் சாப்பிட்டால் என்னவாகும்? பிறகு, எவ்வித உடல் உழைப்பும் இல்லாமல் பாடப் புத்தகம் மட்டுமே என்று தவம் கிடந்தால், பதினைந்து வயதிலேயே வரக்கூடாத நோய்கள் எல்லாம் வரத்தான் செய்யும்!

ஒரு துண்டு பீட்ஸா என்ன செஞ்சிடும்?

தேவைக்கு மீறிய கலோரிகளைச் சிறு துண்டிலேயே வழங்கும் பீட்சா வகையறாக்களைக் குடும்பம் சகிதமாக வாரம் இருமுறை சாப்பிட்டால் நிலைமை என்னவாகும்?

'சின்ன வயசுதானே... சாப்பிடுப்பா... செரித்துவிடும்...' என்று சொல்வது மிகப்பெரும் குற்றம்! இளம் வயதினருக்குத் தொடக்கத்தில் மலச்சிக்கல்கூட இல்லாமல் சாப்பிட்ட பீட்சா செரித்துவிடலாம். ஆனால், அது கொடுத்த கூடுதல் கலோரிகள், 'இன்சுலின் ரெஸிஸ்டன்சை' உண்டாக்கி நீரிழிவு நோய்க்கு வழிவகுக்கலாம். அளவுக்கு மீறிய கொழுப்பு கல்லீரலில் 'ஹாயாக' வியாபித்து 'பட்டா' கேட்கலாம்! அதிலிருக்கும் கூடுதல் உப்பு ரகங்கள் ரத்த அழுத்தத்தை உண்டாக்கலாம்.

ஒவ்வொரு உணவுப் பொருள் தேர்விலும் மிக மிகக் கவனமாக இருக்க வேண்டிய காலம் இது! எதை... எப்படி... எவ்வளவு... யார் சாப்பிட வேண்டும் என்ற உணவியல் கோட்பாடு முக்கியம். அதிலும் காலத்திற்கேற்ற சில மாற்றங்களைச் செய்வதும் அவசியம்! ஆக, இனி யாராவது 'இந்த வயசுல சாப்பிடாம எப்புடி...' எனப் பேச்சைத் தொடங்கினால், மெல்லிய புன்னகையை உதிர்த்துவிட்டு, என்ன தேவையோ அவ்வகையான உணவுகளை மட்டும் எடுத்துக்கொள்ளுங்கள்!

இப்படியும் வைத்துக்கொள்ளலாம்... 'என்ன வேணாலும் சாப்பிடு...' என்பதை... சிறுதானியங்கள்... கீரைகள்... முளைக்கட்டிய தானியங்கள்... பாரம்பரிய அரிசி உணவுகள் என இவற்றில் எது வேண்டுமானாலும் சாப்பிடலாம், தவறில்லை! ஆனால், இவ்வுணவுகளிலும் அளவு மீறுதல் உணவியல் பிழையே. மொத்தத்தில் நல்லுணவுகளை அளவோடு சாப்பிடுவதே நலம்!

7

உருவெடுத்திருக்கும் உணவு போதை!

'அடிக்ஷன்' அல்லது 'போதை' எனும் பதம் மனித சமுதாயத்தோடு நெருங்கிய தொடர்புடையது! பல்லாயிரம் ஆண்டுகளாக ஏதாவதொரு விஷயத்தின் மீது ஏற்படும் அதீத அன்பு, ஒருவரை அவ்விஷயம் சார்ந்து கட்டி வைக்கிறது. அப்படி ஏற்படும் அன்பு மனித உடலுக்கு நல்லது செய்யுமானால் சிறப்பு! அதுவே உடலுக்குப் பிரச்சினைகளைக் கொடுக்குமானால், பெரும் சிக்கல்தான்! ஒரு பொருளின் மீது அதீத அன்பு ஏற்படுவதற்கு உடலுக்குள் உண்டாகும் ரசாயன மாற்றங்களும் முக்கியக் காரணம்!

மதுப் பழக்கம் கொடுக்கும் போதை போல, புகைப் பழக்கம் ஏற்படுத்தும் போதை போல, மற்றொரு முக்கியமான விஷயமும் பலரை அடிமையாக்கத் தொடங்கி இருக்கிறது. இதையும் போதை எனும் சட்டகத்துக்குள் அடக்கலாம்! என்னெவென்று யோசிக்கிறீர்களா? அது தான் 'உணவு போதை'!

சாப்பிடும் நல்லுணவுகளுக்கு அடிமையான நிலை மாறி, தீய உணவுகளுக்கு அடிமைகளாக மாறிவிட்ட நிலையில் நிற்கிறோம்! நல்ல உணவுகளாக இருந்தாலும், அளவுக்கு மீறி கட்டுப்பாடின்றி சாப்பிடுவதும் ஒரு போதையே! ஆனால், இன்றோ, உடலுக்கு ஒவ்வாத உணவுகளைச், சத்தில்லாத பல தீய உணவுகளை அளவுக்கு அதிகமாகச் சாப்பிட்டுக் கொண்டிருக்கிறோம் என்பது கவனிக்கப்படவேண்டிய ஒன்று!

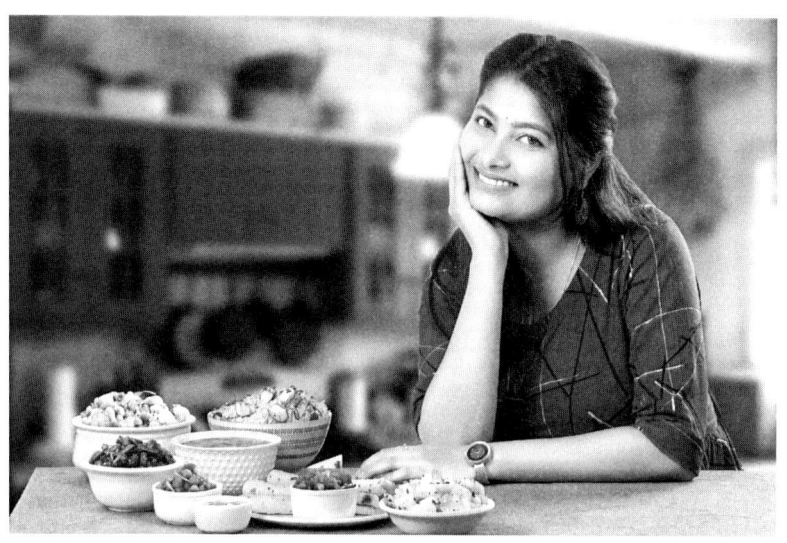

இது வேற மாதிரி போதை!

உடலுக்கு ஒவ்வாத உணவு ரகங்களுக்கு அடிமையாகி, அவற்றைத் தவிர்க்கவே முடியாத சூழலுக்குப் பலரும் அடிமையாகிவிட்டனர்!

இரவு நேரத்தில் எண்ணெய் மொழுகிய ஃப்ரைட் ரைஸ் உணவு ரகத்தைச் சாப்பிட முடியவில்லை எனில், உள்ளுக்குள் ஒருவிதமான எரிச்சல், கைகளில் நடுக்கம் ஏற்படும் அளவுக்கு உணவு போதை ஏற்பட்டிருக்கிறது.

மேலும், பரோட்டாவைத் தினமும் தரிசிக்கவில்லை எனில் பதற்றம், பரிதவிப்பு என உடலுக்குள் பரபரப்பு தொற்றிக்கொள்கிறது. அதாவது, மதுப்பழக்கத்துக்கு அடிமையானவர்களுக்கு ஏற்படும் 'அடிக்‌ஷன்' போல என வைத்துக்கொள்ளுங்களேன்! இந்த உணவு போதையிலிருந்து ஒருவரை மீட்டாலும் '*Alcohol Withdrawal symptomps*' போல, '*Specific food withdrawal symptomps*' ஏற்படும் அளவுக்கு உணவுச் சூழல் இருக்கிறது.

ஒரு போதைப் பழக்கத்தில் இருந்து வெளிவர, எவ்வளவு சிரத்தை எடுக்க வேண்டுமோ, அதே சிரத்தையைத் தவறான உணவுப் போதையிலிருந்து வெளிவரவும் எடுக்க வேண்டி இருக்கிறது. தவறான உணவுத் தேர்வு என்பது மிகப்பெரும் போதை! அப்போதையிலிருந்து வெளி வர நமது உடலுக்குக் கேடு விளைவிக்கும் சில உணவுகளுக்குத்

தடைவிதிக்க வேண்டிய கட்டாயத்தில் நாம் இருக்கிறோம்!

'தீய உணவுகள் எனும் பதமே அதிர்ச்சியை அளிக்கிறது. இதில் உணவுப் போதை எனும் வார்த்தை மேலும் பதற்றத்தை உண்டாக்குகிறதே...' என ஆரோக்கிய உணவியலைப் பின்பற்றுபவர்கள் சிந்தனையில் மூழ்கலாம்! ஆனால், இன்று இதுதான் நிதர்சனம். தவறான உணவியல் பழக்கம் காரணமாகக், குழந்தைப் பருவத்திலேயே உடற்பருமன், இளைஞர்களுக்கு நீரிழிவு, அதிகுருதி அழுத்தம் என தொற்றா நோய்கள் வரிசையாக அணிவகுக்கின்றன!

தெள்ளத் தெளிவாகச் சொன்னால் தொற்றா நோய்களின் எண்ணிக்கை அதிகரித்திருப்பதற்குத் தவறான உணவுப் பழக்கத்தை நீண்ட நாட்கள் பின்பற்றுவதும் முக்கிய காரணங்களுள் ஒன்று! அதாவது, உணவுப் போதையின் பின்விளைவு அல்லது பக்க விளைவே தொற்றா நோய்கள்!

ஃபேட்டி லிவர் (Fatty Liver)

தவறான உணவுப் பழக்கம் காரணமாக கல்லீரலில் 'NASH' எனப்படும் கொழுப்பு படியும் நிலை சமீபமாகப் பெரும்பாலானோருக்கு ஏற்படத் தொடங்கி இருக்கிறது.

மது அருந்தும் பழக்கம் இருப்பவர்களுக்கு ஏற்பட்டு வந்த கல்லீரலில் கொழுப்பு படியும் நிலை, இப்போதோ மதுப்பழக்கம் இல்லாதவர்களுக்கும் அதிகளவில் ஏற்படுவது எவ்வளவு வேதனை! இதன் பெயர்தான் 'Non alcoholic steato hepatitis' (NASH)!

உணவு போதையும் மது போதையும்!

அப்போது மது போதையோடு சேர்த்து தவறான உணவு போதைக்கும் ஒருவர் அடிமையெனில், அவருடைய கல்லீரலின் நிலையை யோசித்துப் பாருங்கள்! கல்லீரலில் கொழுப்பு படிவதற்குக் கல்லீரலின் குறை செயல்பாடு காரணமல்ல, நாம் எடுத்துக்கொள்ளும் மாவுச் சத்து நிறை உணவுகளும், கொழுப்புச் சத்து நிறைந்த உணவுகளும்தான் முக்கிய காரணம்! மொத்தத்தில் மது போதையாலும் சரி, உணவுப் போதையாலும் சரி கல்லீரலில் கொழுப்புப் படியும் என்பதே உண்மை!

மதுப் பழக்கத்தையோ, புகைப் பிடிக்கும் பழக்கத்தையோ கைவிட நினைக்கும்போது, அப்பழக்கம் உள்ள நபர்களைத் தவிர்ப்பது நல்லது. அதுபோல தவறான உணவுகளை விட்டு விலக வேண்டும் என்று நினைப்பவர்கள், துரித உணவுகள் போன்ற தவறான உணவுகளுக்கு அடிமையாகி, அடிக்கடி சாப்பிடும் நபர்களிடமிருந்தும் கொஞ்சம் விலகி

இருப்பது சிறந்தது. முடிந்தால், அவர்களுக்குத் தீய உணவுகளின் தீமைகளையும் எடுத்துரைத்து நல் உணவுகள் பக்கம் இழுக்கப் பார்க்கலாம்.

இயற்கையான உணவுகளின் மூலம் ஆரோக்கியமாக வாழ்வது ஒரு முறைமை! இன்றைய பாஷையில் சொல்ல வேண்டும் என்றால், தனிக்கலை! ஆங்கிலத்தில் சொன்னால் '*It's a process...*' ஆகச்சிறந்த ஊட்டங்கள் அடுப்பங்கறையில் இருந்து சமைத்த உணவுகளின் மூலம்தாம் முழுமையாகக் கிடைக்கும் என்பதை உணர்ந்து அடிக்கடி துரித உணவுகளைக் கடைகளில் சாப்பிடும் பழக்கத்தைத் தவிர்ப்பதை இனி கட்டாயமாக்கிக் கொள்ளுங்கள்!

'அப்போது துரித உணவுகளையே சாப்பிடக் கூடாதா... இதென்ன கொடுமையாக இருக்கிறதே...?' என்ற கேள்வி உங்களுக்கு எழுகிறதெனில், பதில் இதோ: எப்போதாவது துரித உணவுகளைச் சாப்பிடலாம் தவறில்லை! ஆனால், எப்போதாவது மட்டும் சாப்பிடும் அளவுக்கு மனத்திடம் பெரும்பாலானோருக்கு இருப்பதில்லை!

மேலும், புதிய சுவையால் நம்மை மீண்டும் மீண்டும் சுண்டி இழுக்கும் செயற்கை சுவையூட்டிகளின் ஆதிக்கம் துரித உணவுகளில் இருக்கும் வரை, எப்போதாவது சாப்பிடுவது பலருக்கும் கடினமாக மாறிவிடுகிறது. செயற்கை சுவையூட்டிகள் சேர்க்காமல், என்ன சேர்க்கிறோம் எனத் தெரிந்து வீட்டிலேயே எப்போதாவது துரித உணவுகளைச் சமைத்து சாப்பிடலாம். ஆனால், முடிந்த அளவு கடைகளில் வேண்டாம்!

இரவு உறங்கும்போது உங்களுக்கு நீங்களே ஒரு கேள்வியைக் கேட்டுப்பாருங்கள் 'எனக்கு உணவுப் போதை இருக்கிறதா...' என!

பல துரித உணவுகள் உங்கள் மனத்திரையில் தோன்றினால், இப்போதே போதையில் இருந்து வெளிவருவதற்கான முயற்சிகளை எடுக்கத் தொடங்குங்கள். அதுவே, ஆவியில் வேகவைத்த உணவுகள், காய் ரகங்கள், பழ வகைகள், சிறுதானிய உணவுகள், பாரம்பரிய அரசி வகைகள் போன்ற நல்லுணவுகள் உங்கள் மனக் கண்களுக்குத் தெரிந்தால் உங்கள் ஆரோக்கியத்தை நினைத்து மகிழ்ச்சி கொள்ளுங்கள்!

மொத்தத்தில், துரித உணவுக் கலாச்சாரம் என்பது மாய வலை போன்றது! ஒரு முறை சிக்கிக்கொண்டால் வெளிவருவது பெரும் கடினம். ஆகையால், அந்த மாய வலையில் சிக்காமல் ஆரோக்கிய வலையில் சிக்க முயற்சி செய்து, உணவோடு மகிழ்ந்து இனிதாக வாழப் பழகுங்கள்!

8

இன்சூரன்ஸ் தேவைப்படாத உணவுப் பழக்கம் முக்கியம்!

'வரும் முன் காப்பதே சிறந்தது' இந்தப் பழமொழிக்கு நாம் எவ்வளவு முக்கியத்துவம் கொடுக்க வேண்டும் தெரியுமா? ஆனால், ஏதாவது ஒரு பிரச்சினை ஏற்பட்ட பின்புதான், அப்பழமொழியின் தீவிரத்தைப் புரிந்துகொள்கிறோம். பிறகென்ன... 'கண் கெட்டபின் சூரிய வணக்கமா?' எனும் பழமொழியை வலுக்கட்டாயமாக நீங்கள் சுமக்க வேண்டியிருக்கும்!

தலைக்கவசம் அணியாததால், விபத்து ஏற்பட்டு உடல் உறுப்புகள் பாதி செயலிழந்து படுக்கையில் இருக்கும் நபரிடம் விசாரித்துப் பாருங்கள், அப்பழமொழியின் முக்கியத்துவத்தைத் தெள்ளத் தெளிவாகச் சொல்வார்.

மதுப் பழக்கத்திற்கு அடிமையாகி, கல்லீரல் பாதிக்கப்பட்டு மாற்றுக் கல்லீரலுக்காகக் காத்திருக்கும் அன்பரின் குடும்பத்தினரிடம் கேட்டுப் பாருங்கள், வரும் முன் காப்பதன் அவசியத்தை மணிக்கணக்கில் எடுத்துரைப்பார்.

பித்தப்பையில் கற்களைத் தாங்கிக்கொண்டிருக்கும் ஒரு நபர், எண்ணெய் ஒழுகும் பஜ்ஜி, போண்டா ரகங்களைப் பார்த்தாலே நிச்சயம் திரும்பிக்கொள்வார். வயிற்றுப் புண் சார்ந்த குறிகுணங்கள் இருப்பவரோ, காரமிக்க பரோட்டா – சால்னா காம்போவைக் கண்டால் காத தூரம் தெறித்து ஓடுவார்.

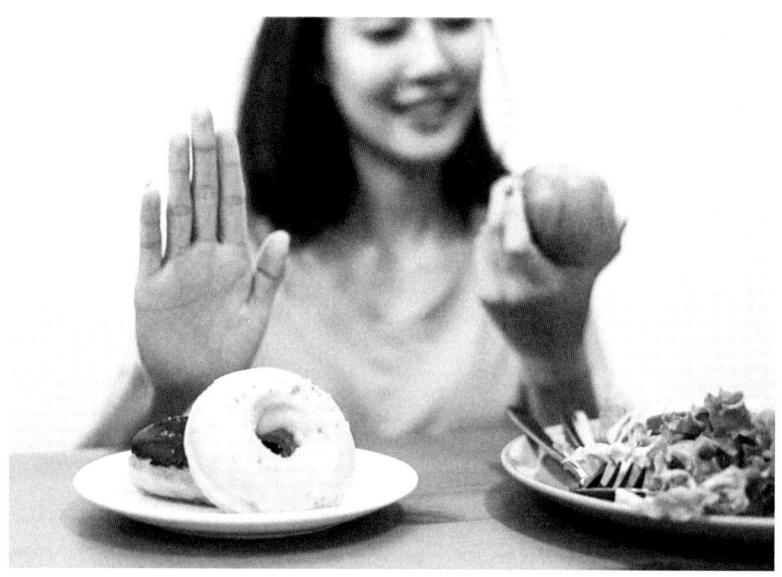

மலச்சிக்கல் பிரச்சினை இருப்பவருக்கோ மைதா சார்ந்த உணவுகளைப் பற்றிய நினைப்பே இருக்காது. இப்படி பாதிக்கப்பட்ட பிறகுதான், 'இனி எச்சரிக்கையுடன் இருக்க வேண்டும்' என்ற எண்ணம் பெரும்பாலானோருக்கு ஏற்படுகிறது.

இனி வரும் காலகட்டங்களில் உடல் சார்ந்த பிரச்சினைகள் ஏற்பட்ட பிறகு, 'குய்யோ முய்யோ...' என்று புலம்புவதைவிட, பிரச்சினை ஏற்படாமல் தடுக்கும் வழிமுறைகள் என்னவென்பதை சிந்தித்துச் செயல்பட வேண்டிய கட்டாயத்தில் இருக்கிறோம். தடுப்பு முறைகளைக் கடைப்பிடிக்காததன் விளைவு, நீரிழிவு நோய், உடற்பருமன், அதிகுருதி அழுத்தம், இதய நோய்கள் போன்ற தொற்றா நோய்களின் பிடியில் சிக்கித் தவிக்கிறோம்.

சர்க்கரை நோயின் தீவிரம் அதிகரித்த பிறகு, உடல் உழைப்பு பற்றியும், உணவுக் கட்டுப்பாடு குறித்தும் சிந்திக்கும் நாம், முன்பே தினசரி நடைப்பழக்கத்தையும், முறையான உணவுப் பழக்கத்தையும் மேற்கொண்டிருந்தால் ரத்தத்தில் சர்க்கரையின் அளவு கட்டுப்பாட்டில் இருந்திருக்கும். 2050க்குள் உலகம் முழுவதும் புற்று நோயாளர்களின் எண்ணிக்கை பல மடங்கு அதிகரிக்கும் என்று எச்சரிக்கிறது, புற்றுநோய் சார்ந்த ஆராய்ச்சி நிறுவனம் (International Agency for Research in Cancer).

இந்த எச்சரிக்கைக்கான காரணம் 'புற்று நோய் வராமல் தடுத்துக் கொள்ளும் வழிமுறைகளை உலக மக்கள் கடைப்பிடிக்க வேண்டும் என்பதே!

ஆனால், அதைப் பற்றியெல்லாம் கவலையில்லாமல், அனுமதிக்கப்படாத நிறமி சேர்த்த தின்பண்டங்கள், அனுமதிக்கப்பட்ட செயற்கை ரசாயனங்களின் அளவுகள் அதிகமாகச் சேர்க்கப்பட்ட உணவுப் பொருட்கள், பொருத்தமற்ற நேரத்தில் சாப்பிடுவது... என விழிப்புணர்வு இன்றி, வரைமுறையின்றி சாப்பிட்டு வருகிறோம்.

உணவுப் பொருட்களால் பாதிப்பு ஏற்பட்ட பிறகு, 'எப்படி நோய் வந்துச்சுன்னே தெரியல...' எனக் காரணம் தெரியாமல் தவிப்புக்கு உள்ளாகிறோம்.

ஆயுள் காப்பீடைவிட இது முக்கியம்

தொலைக்காட்சியில்... ஆயுள் காப்பீட்டு நிறுவனங்கள், குடும்பத் தலைவர் இறப்பதைப் போன்ற விளம்பரங்களை ஒளிபரப்பி அச்சத்தைக் கிளப்புகின்றன. விளம்பரத்தைப் பார்த்ததும் 'நமக்கு ஏதாவது ஏற்பட்டுவிட்டால், குடும்பத்தை யார் பார்த்துக்கொள்வது' என்று அலறி அடித்துக்கொண்டு காப்பீடு செய்கிறோம். தவறில்லை! ஆனால், அதே அக்கறையைத் தனக்குப் பாதிப்பு ஏற்படாமல் இருக்க, 'நல்லுணவை இன்று முதல் எடுத்துக்கொள்ளப் போகிறேன்... தொற்றா நோய்களை உருவாக்க வாய்ப்பளிக்கும் துரித உணவுகளை அறவே தவிர்க்கப் போகிறேன்... மன அழுத்தம் இல்லாமல் வாழ்க்கையை ரசித்து மகிழ்ச்சியாக வாழப் போகிறேன்...' என்று யாரும் தீர்மானம் எடுப்பதில்லை. இப்படித்தான் இருக்கிறது நமது உடல் மீது நமக்குள்ள அக்கறையும் நம்பிக்கையும்!

இயற்கை ஒரு வாய்ப்பளிக்கும்

வருமுன் காப்பதுதான் சிறந்தது! இருப்பினும் நோய் வந்த பிறகும் அதிலிருந்து மீள இயற்கை ஒரு வாய்ப்பளிக்கும். அதையும் நாம் உதாசினப்படுத்தும்போதுதான், பெரும் சிக்கல்!

எடுத்துக்காட்டுக்கு, கல்லீரலில் கொழுப்புப் படியும் நிலை (Grade-1 Fatty liver) ஏற்பட்ட பிறகு, கொழுப்புச் சத்தைத் தவிர்த்து, அதிகளவில் எடுத்துக்கொள்ளப்படும் மாவுச் சத்தைக் குறைப்பது எனும் தகுந்த உணவு முறையைப் பின்பற்றினால், மீண்டும் பழைய நிலைக்குக் கல்லீரல் திரும்பும். 'கல்லீரலில் தானே கொழுப்பு, நமக்கில்லையே...'

எனும் கேலியும் கிண்டலும், இளம் வயதிலேயே கல்லீரல் சுருக்கத்திற்கு வழிவகுக்கும், கவனம்!

இதுவரை நாம் முறையாக 'வரும் முன் காப்பதன்' முக்கியத்துவத்தை உணரவில்லை. எனினும், நமது அடுத்த தலைமுறைக்கு ஆரம்பம் முதலே அப்பழமொழியின் வீரியத்தைச் சொல்லிக்காட்டி வளர்ப்பது கட்டாயம்.

'ஒழுங்கா படிக்கல்லன்னா வாழ்க்கையில் முன்னேற முடியாது...' எனும் வாசகத்தை மட்டும் அழுத்தமாக அடிக்கடி உச்சரிக்கும் நாம், 'நல்ல உணவுகளை எடுத்துக்கலன்னா, பல நோய்கள் உங்களை ஆட்டிப் படைக்கும்...' என்னும் வரிகளையும் அடிக்கடி எச்சரிக்கை உணர்வுடன் குழந்தைகளிடம் உச்சரிக்க வேண்டும்.

பெற்றோரா, பிராண்ட் அம்பாசிடரா?

'பற்சொத்தை ஏற்படும் வகையில் உங்கள் குழந்தையின் உணவியல் முறை இருக்கிறதெனில், பல் சொத்தையால் ஏற்படும் பாதிப்புகளை உணர்வோடு விலக்குங்கள், குழந்தைகள் ஓரளவாவது புரிந்துகொள்வார்கள்!

அதை விடுத்து, 'என்ன வேணும்னாலும் சாப்பிடு கண்ணு... அப்படியே அந்தப் பேஸ்டை மட்டும் மறக்காம பயன்படுத்தி நல்லா பிரஷ் பண்ணிடு. பற்சொத்தை வராது...' என்ற விழிப்புணர்வற்ற பேச்சே, பல சிக்கல்களுக்கானத் தொடக்கப்புள்ளி!

பற்சொத்தை ஏற்படுத்தும் தின்பண்டங்களைத் தவிர்க்கச் சொல்லுங்கள்... அதைவிடுத்து, பற்பசை நிறுவனங்களுக்கு விளம்பரப் பிரிவு தலைவராகப் பெற்றோர்கள் செயல்பட்டால், குழந்தைகளின் ஆரோக்கியம் உங்கள் கையில் இல்லை.

சாப்பிடும் ஒவ்வொரு உணவின் தன்மை, சேர்க்கப்படும் அடிப்படை உணவுப் பொருட்களின் குணம்... இவற்றை எல்லாம் அறிந்து விழிப்புணர்வோடு சாப்பிட்டால், உணவியல் சார்ந்து பல்வேறு நோய்கள் வராமல் தடுக்க முடியும். தினமும் நடைப்பயிற்சி மற்றும் யோகப் பயிற்சிக்கென நேரம் ஒதுக்கும் பழக்கத்தைத் தொடர்ந்து மேற்கொண்டால் வாழ்வியல் சார்ந்த நோய்களிலிருந்தும் தப்பிக்கலாம்.

மொத்தத்தில், யாருக்கும் 'வரும் முன் காப்பதே சிறந்தது' எனும் வாசகம் தெரியாததல்ல; ஆனால், அதன் வீரியத்தை அனைவரும் உணர்ந்திருக்கிறோமா? என்பதே கேள்வி.

9

மினிமம் டூ மேக்ஸிமம்' தத்துவம்!

ஒவ்வொரு ஆண்டின் முதல் நாளிலும் ஆர்வமாக புதிய டைரியில் குறிப்புகள் எழுதத் துவங்கி... அடுத்து சில நாட்களுக்குப் பிறகு ஒரே ஒரு எழுத்துக் கூட எழுதப்படாமல் பழைய பேப்பர் கடைக்கு டைரிகள் எடைக்குச் செல்வது பலருக்கான நேரடி அனுபவமாக இருக்கும்.

உடல் நலன் சார்ந்து உருவாகும் ஆரோக்கியம் காப்பதற்கான சபதங்களுக்கும் இதே கதிதான்! உங்கள் ஆரோக்கிய சபதங்களை நிறைவேற்ற இனி 'மினிமம் டூ மேக்ஸிமம்' தத்துவத்தை கடைப்பிடித்துப் பாருங்கள்!

ஆண்டுகள் நகர நகர நோய்களின் எண்ணிக்கையும் தொற்றா நோய்களின் ஆதிக்கமும் அதிகரித்த வண்ணம்தான் இருக்கின்றன. நீரிழிவு, அதிகுருதி அழுத்தம், உடற்பருமன், இதய நோய்கள் என வரிசைக்கட்டி நிற்கும் தொற்றா நோய்களுக்கு ஏற்ப உணவியலையும் நெறிப்படுத்த வேண்டிய அவசியம் இருக்கிறது.

தொற்றா நோயால் பாதிக்கப்பட்டவர்கள் தங்கள் நோய்க்கு ஏற்ப பலன் தரும் ஆரோக்கிய உணவியலை அமைத்துக்கொள்வதில் மிகுந்த சிரமப்படுகின்றனர். உணவியலை முறைப்படுத்தவில்லை எனில் தொற்றா நோய் தனது கோர முகத்தைக் காட்டத் தொடங்கிவிடும்!

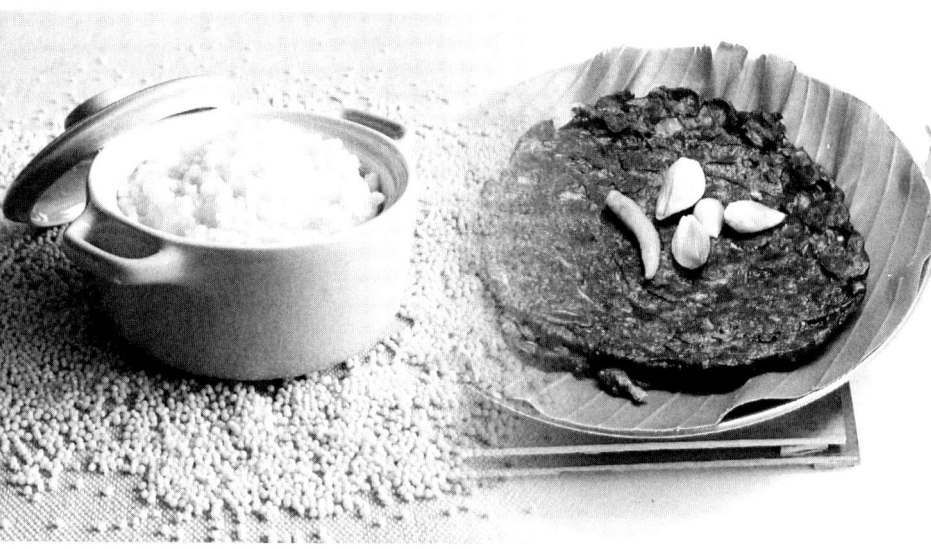

ஆகையால், நோய்நிலைக்கு ஏற்ப உணவியலை மாற்றுவதில் இருக்கும் மனத்தடையைப் போக்கும் ரகசியத் தத்துவம்தான் மினிமம் டூ மேக்ஸிமம்!

'*Minimum to maximum*...' அதாவது நமது தமிழ் மொழியில் சொன்னால் 'சிறுதுளி பெருவெள்ளம்' பழமொழியின் கொஞ்சம் திரிபு என்று வைத்துக்கொள்ளுங்களேன்!

ஒரு நோயைக் கட்டுப்படுத்துவதற்காக மீண்டும் பாரம்பரிய உணவியல் நோக்கிய பயணத்துக்குத் தயாராகும்போது, சில நடைமுறை சிக்கல்கள் ஏற்படலாம். இந்நிலையில் தினம் ஒரு வேளை எனத் தொடங்கி, கொஞ்சம் கொஞ்சமாக உங்கள் உணவுகளுக்குள் பாரம்பரியத்தைக் கொண்டுவர முயற்சிக்கும் யுக்தியே 'மினிமம் டூ மேக்ஸிமம்'.

எடுத்துக்காட்டுக்கு, சிறுதானியங்களைப் பயன்படுத்தும் சமையலறைகள் வெகுவாக அதிகரித்திருப்பது மகிழ்ச்சி அளிக்கக்கூடிய விஷயம்! ஆனால், பலரோ ஆர்வக் கோளாறில் சில நாட்கள் மட்டும் தொடர்ந்து பயன்படுத்திவிட்டு, 'அச்சோ... இவற்றைச் சமைப்பதும் கடினம்... சாப்பிடுவதும் கடினம்...' என்ற தவறான சிந்தனையில் சிறுதானியங்களையே ஒதுக்கித் தள்ளிவிடுகின்றனர்! இங்குதான் 'மினிமம் டூ மேக்ஸிமம்...' தத்துவத்தை இல்லங்களுக்குள் கொண்டுவர வேண்டும். அதாவது, கொஞ்சம் கொஞ்சமாகப் பழகுதல்!

‘வாரத்தில் சில நாட்கள் மட்டும் சிறுதானியங்கள் சார்ந்த உணவுகளைச் சாப்பிடத் தொடங்கப் போகிறோம்’ என்று சில வாரங்களுக்குப் பழகி, அதன் பிறகு, மாதம் மாதம் சிறுதானியங்கள் சார்ந்த உணவுகளையும் அவற்றைச் சாப்பிடும் வேளைகளையும் அதிகரித்துக்கொண்டே செல்லலாம்!

சிறுதானிய கஞ்சியை வாரத்தில் ஒரு நாள் எடுக்கப் போகிறோம் என்று தொடங்கலாம். மேலும், குறிப்பிட்ட நாளில் இந்தச் சிறுதானியம்தான் என்று அடம்பிடிக்காமல், சுழற்சி முறையில் அவற்றைப் பயன்படுத்தத் தொடங்கினால் ‘செந்தமிழும் நாப்பழக்கம்’ போல, சிறுதானியங்களும் நாவிற்குப் பழகிக்கொள்ளும்!

இப்படிச் சொன்னால், இன்னும் துரிதமாக உங்களை அடைய வாய்ப்பு இருக்கிறது. வியாபார ரீதியாக உடலுக்கு ஒவ்வாத உணவுகள் சந்தையில் அறிமுகப்படுத்தப்பட்ட போது, இந்த யுக்தியைத்தான் நிறுவனங்கள் கடைப்பிடித்தன.

90களின் பிற்பகுதியிலும், 2000த்தின் தொடக்கத்திலும் அறிமுகப்படுத்தப்பட்ட துரித உணவுகள், விளம்பரங்களின் மூலமாகவும், புதுச் சுவையை வழங்குகிறோம் என்ற மயக்கு மொழியின் மூலமாகவும், நம்மைக் கொஞ்சம் கொஞ்சமாக அதற்குப் பழக்கப்படுத்திவிட்டன!

பெரு நகரங்களில் சில பகுதிகள் என *Minimum* ஆகத் தொடங்கி, இப்போது கிராமங்களின் அனைத்துப் பகுதிகளிலும் என *Maximum* அளவை எட்டி இருக்கின்றன!

இந்தத் தந்திரத்தைத்தான் நாம் ஆரோக்கிய மாற்றத்திற்காக இனிக் கையாளவேண்டும்! ஒரு நாளைக்கு மூன்று வேளை... ஏழு நாட்கள் துரித உணவுகளை மட்டுமே எடுத்துக்கொள்ளும் நபர்கள் பல மடங்கு அதிகரித்திருக்கிறார்கள்!

‘அது எப்படி சாத்தியம்...’ என்று ஆச்சரியப்பட்ட காலம் மாறி, ‘இந்தப் புது உணவியல் இயல்பு தானே...’ எனும் நடைமுறைக்கு வந்துவிட்டோம்!

இப்படி முப்பொழுதும் துரித உணவுகளையே சாப்பிடுபவர்கள் முதலில், வாரத்தில் சில நாட்கள், காலை வேளையில் மட்டுமாவது, ஆவியில் வேக வைத்த உணவுகள், செரிமானத்துக்குச் சிக்கலைக் கொடுக்காத உணவுகளைச் சாப்பிடும் *Minimum* பழக்கத்துக்குத் தங்களைத் தயார்படுத்திக்கொள்ளலாம்! பின், போகப்போக, துரித உணவுகளில் இருந்து, துரிதமாக வெளிவந்துவிடலாம்.

'மினிமம் டு மேக்ஸிமம்' என்பதற்காகக் குறைந்த உணவுகளை சாப்பிட்டுக் கொண்டிருந்தவர்கள், அதிகளவில் உணவுகளை எடுக்கத் தொடங்கி, உடற்பருமன் பிரச்சினையை ஏற்படுத்திக் கொள்ளக்கூடாது!

ஏற்கெனவே, உயரத்திற்கேற்ற உடல் எடையைப் பராமரிக்காதவர்கள், இரவில் குறைந்த அளவு மட்டும் சாப்பிடுவது எனும் பழக்கத்தைத் தொடங்கி சிறிது சிறிதாக உணவுகள் கொடுக்கும் கலோரிகளைக் குறைத்து, உடற்பயிற்சியை அதிகரிக்க வேண்டும்! படிப்படியாக உங்கள் உடல் எடை குறையும் மாற்றத்தை நீங்கள் உணர்வீர்கள்!

நீரிழிவு நோயாளர்களின் எண்ணிக்கை வருடா வருடம் அதிகரித்துக்கொண்டே செல்வது அனைவரும் அறிந்த உண்மை! அதற்கு அவரவர் இல்லங்களே சாட்சி! இந்நிலையில் உணவியல் சார்ந்து நிறைய மாற்றங்களைக் கொண்டுவர வேண்டிய கட்டாயத்தில் இருக்கின்றனர் நீரிழிவு நோயாளர்கள்!

சர்க்கரை வியாதி இல்லாதபோது, சாப்பிட்ட உணவு வகைகளைத் தடாலடியாக நிறுத்திவிட்டு, 'உடனடியாக மாற்றங்களை மேற்கொள்கிறேன்...' என்ற பெயரில் சில நாட்கள் மட்டும் நீரிழிவு நோய்க்குத் தகுந்த உணவியலைப் பின்பற்றிவிட்டு, அடுத்த வாரமே, 'இதெல்லாம் யார் சாப்பிடுவா... சர்க்கரை வியாதின்னு ஒண்ணு இல்லவே இல்லை...' என ஆரோக்கிய உணவுகளிடம் கோபித்துக்கொண்டு மீண்டும் ரத்தச் சர்க்கரை அளவு அதிகரிப்பதற்கு வாசல் திறந்துவிடக் கூடாது!

உங்கள் இரத்தச் சர்க்கரை அளவைக் கருத்தில் கொண்டு, குடும்ப மருத்துவர் சொல்லும் நீரிழிவு நோய்க்கான உணவியலை முறையாகக் கடைப்பிடிக்க கொஞ்சம் கொஞ்சமாகப் பழகிக்கொள்ளுங்கள். உணவுக்கு ஏற்ப உங்கள் உடலும் கொஞ்சம் கொஞ்சமாகப் பழகிக்கொண்டு நீங்கள் எதிர்பார்க்கும் பலனைத் தாராளமாக வழங்கும். அதாவது ரத்தச் சர்க்கரை அளவு கட்டுக்குள் இருக்கும்!

இந்த 'மினிமம் டு மேக்ஸிமம்' (*Minimum to Maximum*) விஷயத்தை அனைத்து நிலைகளிலும் கடைப்பிடிக்கலாம். குறிப்பாக ஆரோக்கியத்தை நோக்கி மீண்டும் பயணிக்க வேண்டும் என்ற சிந்தனை உடையவர்கள் இன்றிலிருந்தே முதல் அடியை எடுத்து வைக்கலாம்!

10

உணவைச் சாப்பிடத் தெரிந்துதான் சாப்பிடுகிறோமா?

சாப்பிட்ட உணவு இயல்பாகச் செரிமானம் அடைந்துவிட வேண்டும் என்றே அனைவரும் விரும்புகிறோம். ஆனால், நடப்பதோ வேறு. நாம் சாப்பிடும் உணவுகளும், உணவு வழக்கமும் சரியாக இருக்கிறதா என நாம் என்றுமே சிந்தித்தது கிடையாது. நாகரிக மாற்றத்தால் நாம் நெடுங்காலமாகப் பின்பற்றி வந்த உணவு உண்ணும் கலையைத் தெரிந்தே தொலைத்துவிட்டோம்.

முறை தவறிய உணவு இலக்கணம் காரணமாகச் செரிமான கருவிகள் குழப்பமடைந்து செய்வதறியாது ஸ்தம்பித்து நிற்கின்றன. செரிமானம் எனும் அடித்தளம் தகர்ந்ததால், பல்வேறு உடலியல் தொந்தரவுகள் புதிது புதிதாய் உருவெடுக்கத் தொடங்கிவிட்டன.

மருந்துசார் உலகு

'உணவே மருந்து' என்றிருந்த நிலை மறைந்து, 'மருந்துதான் உணவு' என்னும் மருந்துசார் யுகத்தில் வாழ்ந்து கொண்டிருக்கிறோம். நீரிழிவுக்கு, அதிகுருதி அழுத்தத்திற்கு, மூட்டு வலிக்கு, தலைவலிக்கு, வயிற்று வலிக்கு, குதிகால் வாதத்திற்கு... இப்படி உச்சந்தலை முதல் உள்ளங்கால் வரை ஒவ்வொரு நோய்க்கும் ஒவ்வொரு மருந்துகளை

துணையாகக் கொண்டிருக்கிறோம். அதிலும் உச்சக்கட்டமாக, உண்ட உணவு செரிமானம் அடைவதற்குச், சாப்பிட்டவுடன் ஒரு செரிமான மாத்திரையை எடுத்துக்கொள்ளும் அவல நிலையில் பெரும்பாலானோர் இருக்கின்றனர்.

'கல்லைத் தின்றாலும் செரிக்கும் வயது' என்று இளைய சமுதாயத்தை இப்போது மெச்ச முடியுமா? அறுபது வயதிற்கு மேல் ஏற்பட்டுவந்த செரிமானத் தொந்தரவுகள், இன்று இருபதுகளிலேயே தொடங்கிவிடுகின்றன.

ஆரோக்கியமாக இருந்த நமது செரிமானப் பாதை தடம் மாறியதற்கு தவறான உணவுகளை தேர்ந்தெடுத்தது மிக முக்கியமான காரணம். அதுமட்டுமன்றி, உணவுகளை உண்ணும் முறைகளிலும் இன்றைய நவீன தலைமுறையில் பல தவறுகள் நிகழ்கின்றன. நடக்கும் தவறுகள் என்னென்ன... மீண்டும் நமது செரிமான கருவிகளின் பணியை சிறப்பாக்குவது எப்படி? அலசுவோம்.

உண்ணக்கூடாத முறை

சாப்பிடும் நிலைகளில் நாம் ஒரு படி உயர்ந்துவிட்டதாக நினைத்துக்கொண்டு, தரையில் அமர்ந்து உணவருந்திய நிலையிலிருந்து உயர்ந்து, நாற்காலியில் அமர்ந்து உணவருந்துகிறோம். இதற்கு நாகரிகம் என்று பொய்ச் சாயம் பூசப்படுவது தனிக்கதை. நாற்காலியில் அமர்ந்துகொண்டு, 'ஒரு கால் மேல் இன்னோரு கால், அதுக்கு மேல தட்டு, அதுல உணவு' என்ற ஃபேஷனில் சாப்பிடுகிறது, மேற்கத்திய சாயல் படிந்த இளம் தலைமுறை.

'ஒரு கையில சோற்றுத் தட்டு, இன்னொரு கையில செல்போன்' இதுவும் இன்றைய யுவன், யுவதிகளின் சாப்பிடும் தொனி!

ஒரு கட்டத்தில் வாயினுள் உணவைத் திணிப்பதா இல்லை செல்போனை இயக்குவதா? என்று குழம்பும் அளவிற்கு அவர்களின் மனநிலை இருப்பதோ விபரீதம்.

நோயாளிகளுக்கு நாற்காலி

கால்களை மடக்க முடியாமல் தவிக்கும் சில நோயாளிகள் நாற்காலியில் அமர்ந்து உணவருந்துவதில் தவறில்லை. ஆனால், இளம் வயதிலிருந்தே நாற்காலிகளில் உணவருந்தும் நேரத்தைச் செலவிட்டால், விரைவில் மூட்டுவலி, செரியாமை போன்றவை வருவதற்கான வாய்ப்புகள் மிகவும் அதிகம் என்று உடலியல் வல்லுனர்கள் எச்சரிக்கின்றனர். குடும்பத்துடன்

கூட்டாக உணவு மேசையில் அமர்ந்து உணவருந்துவதுதான் நாகரிகம் என்றில்லை. உணவு மேசையைப் புறந்தள்ளிவிட்டு, தரையில் வட்டமாக அமர்ந்து உணவருந்துவதே முறையான உணவு நாகரிகம்.

'சம்மணம் என்பது ஆசனமே'

உண்பதற்கு முன் குளித்து, பின் கால்களைத் தூய்மையாகக் கழுவி, உண்ணும் கலத்தைச் சுற்றி நீர் தெளித்து, சம்மணமிட்டு உணவு சாப்பிடுவதே சிறந்த முறையாக தமிழ் நூல்கள் கூறுகின்றன.

சம்மணம் என்பது 'சுகாசனம்' எனப்படும் ஒரு யோகப் பயிற்சி! சம்மணமிட்டு சமதரையில் உணவருந்துவதால், செரிமான கருவிகளுக்குத் தேவையான ரத்த ஓட்டம் பாய்ந்து, நல்ல செரிமானம் உண்டாகும்.

குனிந்து உணவை எடுத்து, நிமிர்ந்து சாப்பிடுவதால் வயிற்று தசைகளுக்கும் நல்ல பயிற்சியாகவும் இருக்கும். ஆனால், சம்மணமிட்டு உணவருந்திவிட்டு, மீண்டும் மேல் எழும்போது, ஏதோ இமயமலை உச்சியை அடைந்துவிட்ட உழைப்பின் பெருமூச்சை இரைக்கிறார்கள் டைனிங் டேபிள் வாசிகள்.

இப்போது குனிந்து சாப்பிட கஷ்டப்பட்டுக்கொண்டு, புது வழிமுறையாக 'Writing pad'ஐ வயிற்றோடு அணைத்துக்கொண்டு உணவு மேசையாகப் பயன்படுத்தும் அவலங்களும் அரங்கேறுகின்றன.

உணவுத் திருப்தி

'கீழமர்ந்து நிதானமாகச் சாப்பிடுபவர்களுக்கு, மூளையில் உள்ள உணவுத் திருப்தி பகுதி (Satiety centre in the brain) தகுந்த நேரத்திற்குத் தூண்டப்பட்டு, போதுமான அளவு மட்டும் உணவை எடுத்துக் கொள்கிறார்கள்' என Clinical Endocrinology and Metabolism ஆய்விதழில் வெளியான கட்டுரை தெரிவிக்கிறது.

ஒருநாளின் பெரும்பங்கு நேரத்தை நாற்காலிகளில்தான் செலவிடுகிறோம். சாப்பிடும் நேரத்திலாவது தரையில் சம்மணமிட்டு இடுப்புப் பொருத்துகளுக்கு வேலை கொடுக்கலாமே. உடலுக்கு நெகிழ்வுத் தன்மை கிடைப்பதோடு, செரிமான உறுப்புகளுக்கும் நெகிழ்வுத் தன்மை கிடைக்கும்.

நின்றபடி, படுத்தபடி சாப்பிடக் கூடாது!

சுப நிகழ்வுகளின் போது உறவுகளுடன் அமர்ந்து, மனமகிழ்ந்து விருந்து சாப்பிட்ட நம் சமூகம், இன்று 'Buffet' கலாச்சாரத்திற்கு

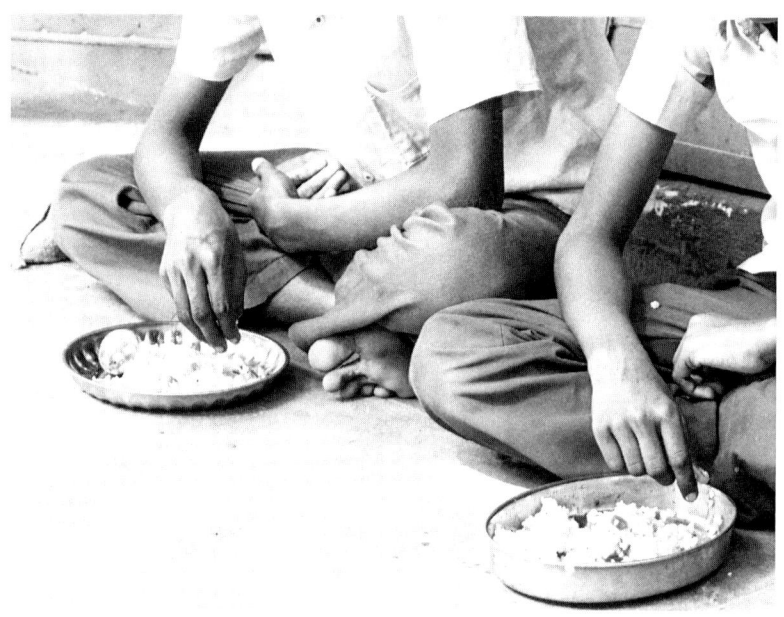

அடிமையாகி, கால் வலிக்க கையில் தட்டை ஏந்தி பரிதவிக்கின்றது. நடந்துகொண்டே சாப்பிடும் அதிவேக உலகத்தில் நாம் பயணிக்கவும் விரைவில் வாய்ப்பிருக்கிறது.

புராண கதையில் வரும் கும்பகர்ணன் கூட, சாப்பிடும் போதாவது அமர்ந்து சாப்பிட்டு இருப்பார் போல! ஆனால், இப்போதைய 'மாடர்ன்' கும்பகர்ணன்கள், சாப்பிடுவதையும் படுத்துக்கொண்டே செய்வது செரிமானத்திற்குச் சிறிதும் உகந்ததல்ல!

படுத்துக்கொண்டே சாப்பிடுவதோ அல்லது சாப்பிட்ட உடனே உறங்குவதோ மிகப்பெரிய பாதகங்களை உருவாக்கும். Gastroesophageal reflux disease (GERD) எனப்படும் தீவிர உணவு எதுக்களித்தல் நோயில் தொடங்கி, மாரடைப்பு வரை கொண்டு செல்லலாம்.

முழுமனதுடன் சாப்பிடுவது அவசியம்!

சாப்பிடும்போது, முழு ஈடுபாட்டுடன், மனதை ஒருநிலைப்படுத்துவது மிகவும் நல்லது. சாப்பிடும்போது அடிக்கடி பேசுவதைத் தவிர்ப்பது அவசியம். ஏனெனில், உணவுக் குழாய்க்குள் பயணிக்க வேண்டிய உணவுப் பொருட்கள், பாதை மாறி மூச்சுக் குழாயினுள் சென்று

'புரை' ஏறிவிட அதிக வாய்ப்புள்ளது. மேலும், உணவோடு சேர்த்து காற்றும் அதிகமாக உள்ளே சென்று (Aerophagia) செரிமானக் கோளாறுகளை உண்டாக்கக் கூடும். காரணமின்றி எந்த நெறிகளும் உருவாக்கப்படவில்லை.

குளித்த பின் உணவு!

'கூழானாலும் குளித்துக் குடி' என்ற சொலவடை, குளித்து முடித்துதான், உணவருந்த வேண்டும் என்பதை உணர்த்துகிறது. சாப்பிட்ட பின், உடனடியாகக் குளிப்பதால், செரிமானக் கருவிகளுக்குச் செல்ல வேண்டிய ரத்த ஓட்டம் குறைந்து, தோல் பகுதிக்கு அதிகளவில் சென்று உணவு செரிமானத்தைப் பாதித்து, அசீரணம், உணவு எதுக்களித்தல், மலக்கட்டு போன்ற தொந்தரவுகளை உண்டாக்கும்.

'சுத்தம் சோறு போடுமோ இல்லையோ', குளித்து உடலை சுத்தமாக்கி உணவருந்தினால், சுத்தம் நிச்சயமாக அரோக்கியத்தைத் தரும். சாப்பிட்டு முடித்தவுடன் குளிப்பவர்கள், செரிமானம் மந்தமடைந்து வயிற்று உப்பிசம் உருவாவதை விரைவில் உணர்வார்கள்.

அவ்வப்போது ஏற்படும் சாதாரண செரிமானத் தொந்தரவுகளுக்குச், சீரகக் குடிநீரை குடித்தாலே செரிமானம் எளிதாகும். ஆனால், இன்று செரிமான பாதிப்புகளின்போது, அதிகமாக வாயு நிரப்பப்பட்ட குளிர்பானங்கள்தானே தேடப்படுகின்றன.

இந்த வகை குளிர்பானங்களைக் குடித்தவுடன், ஏப்பம் உடனடியாக வெளியாகி இதமளிக்கிறது என்பது ஏப்பம் கொடுக்கும் பொய்யான நம்பிக்கை. ஆனால், குளிர்பானங்களோடு உட்சென்ற வாயு, மீண்டும் ஏப்பமாக வெளிவருகிறது அவ்வளவே! தேவையில்லாமல் வாயுவை உட்செலுத்தி, எதற்காக கலகம் உருவாக்க வேண்டும்.

அந்நிய உணவுகள்

என்றைக்கு நமது உணவு முறைக்குள் பன்னாட்டுக் குளிர்பானங்களைச் சேர்த்துக்கொண்டோமோ, அன்றே செரிமானப் பாதை விஷத்தால் மெழுகப்பட்டுவிட்டது.

உணவின் இறுதியில் மோர் சாப்பிட்டு சீரணப் பாதையை இதமாக்க வலியுறுத்திய உணவு அறிவியலைப் புறந்தள்ளிவிட்டு, உணவின் இறுதியில் பன்னாட்டுக் குளிர்பானங்களை அருந்தும் போதையில் சிக்கியதால் வயிற்றுப் புண்களும் புற்றுநோய்களும் தலை தூக்கத் தொடங்கிவிட்டன.

வேறு தேசத்திலிருந்து நுழைந்த பீட்ஸாக்களும் பர்கர்களும் நமது சிறுதானியங்களின் பலன்களை முற்றிலுமாக மறைத்துவிட்டன. விளம்பரங்கள் மூலம் தவறான உணவுகளை, வியாபார நோக்கத்திற்காகக் குழந்தைப் பருவ மூளையின் மேற்பரப்பில் உணவு நிறுவனங்கள் பதியச்செய்து விடுகின்றன. சிறுவயதில் பதிந்த தவறான உணவுகளின் பிடியிலிருந்து மீள்வது இன்றைய தலைமுறைக்குப் பெரும் போராட்டமாக அமைந்துவிடுகிறது.

இடை உணவு

காலை உணவிற்கும் மதிய உணவிற்கும் உள்ள இடைவெளியில், உடலுக்கு உகந்த தின்பண்டங்களைக் குறைந்த அளவு எடுத்துக்கொள்வதில் தவறில்லை. அதற்குப் பதிலாக அதிக கலோரிகள் நிறைந்த நொறுக்குத் தீனிகளைச் சாப்பிடுவதால், கீரைகளும் காய்களும் நிறைந்திருக்கும் நமது பாரம்பரிய மதிய உணவின் அளவைக் குறைவாகச் சாப்பிட நேரிடுகிறது. பிறகென்ன, கீரைகளும் காய்களும் கொடுக்கும் ஊட்டச் சத்து கிடைக்காமல், செயற்கையான ஊட்டச்சத்து மாத்திரைகளைத் தேடி அலையவேண்டியிருக்கிறது.

மேற்குறிப்பிட்ட தவறுகள் மட்டுமன்றி, காலை உணவைத் தவிர்ப்பது, இரவில் அதிகமாகச் சாப்பிடுவது, மரபுக்கு ஒவ்வாத உணவுகளைத் தேர்ந்தெடுப்பது, சாப்பிட்டவுடன் உறங்குவது, சாப்பிட்டவுடன் தீவிரமாகச் செயல்படுவது, உணவு உண்ண அதிகமாக நெகிழித் தட்டுக்களைப் பயன்படுத்துவது, போதுமான அளவு நீர் பருகாதது, குறைவான உணவு உண்பது என உணவியலில் நிறைய தவறுகளைச் செய்துவிட்டு, உணவுகளின் தரம் சரியில்லை என்று குற்றம்சாட்டிக் கொண்டிருக்கிறோம்.

நமது அடிப்படையான உணவு உண்ணும் கலையைச் சீர்ப்படுத்திக் கொண்டு, தரமான பாரம்பரிய உணவுகளைத் தேர்ந்தெடுத்தால், மீண்டும் நமது முன்னோர்களைப்போல நோயின்றி நிம்மதியாக வாழமுடியும்.

11

நல்லுணவு பரிமாறுவோம்!

ஓர் ஆர்ப்பாட்டமான ராஜாராணி தோற்றத்தோடு நடிக்கத் தேவையெனில், 'ஆள் பாதி; ஆடை பாதி' என்பார்கள்! ஆனால், திடகாத்திரமான உடலுடன் எழில் நிரம்பி வழிய, ஆரோக்கியம் மட்டுமே அவசியம். அந்த ஆரோக்கியத்தை வாழ்நாள் முழுவதும் நீடிக்கச் செய்ய நூறு சதவிகித நல்ல உணவு மட்டுமே தேவை.

அதுவும் பருவத்திற்கேற்றவாறு உணவு முறையை அமைத்துக்கொண்டால், தொற்றா நோய்கள் மட்டுமல்லாது, அவ்வப்போது அச்சுறுத்தும் பெருந்தொற்றுகளிலிருந்தும் மிகப்பெரிய அரண் நமக்குக் கிடைக்கும்.

நேரத்திற்கேற்ற உணவையே சரியாகச் சாப்பிட மறந்த நாம், பருவத்திற்கேற்ற உணவை, முறையாக அமைத்துக்கொள்ள வேண்டிய கட்டாயத்தில் இருக்கிறோம். பிறந்த குழந்தை முதல் மூப்புக் காலம் வரை உண்ண வேண்டிய நல்லுணவுகள்தாம் என்ன?

குழந்தைகளுக்கான உணவு முறைகள்

குழந்தை பிறந்த ஆறு மாதம் வரை தாய்ப்பால் அவசியமான உணவு. பிற்காலத்தில் குழந்தைக்கு உண்டாகும் பல நோய்களைத் தடுக்கும் ஆற்றல் உண்டாகத் தாய்ப்பால் அத்தியாவசியம்.

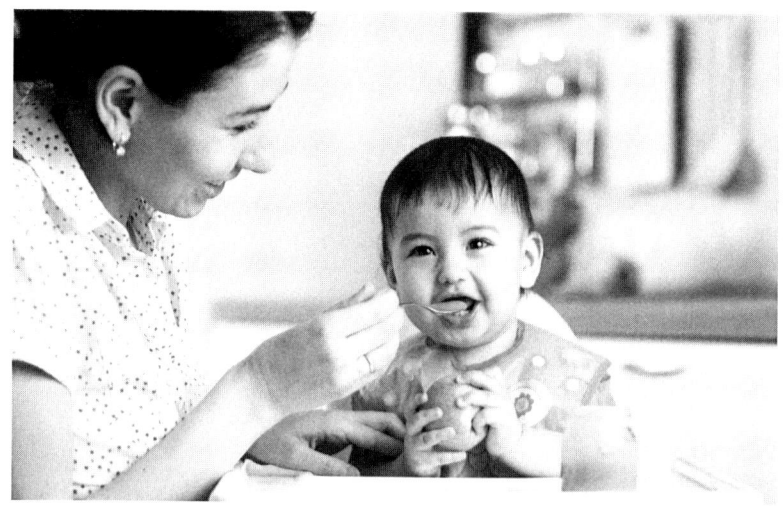

ஒவ்வாமை சார்ந்த நோய்கள் எதிர்காலத்தில் குழந்தைகளைத் தாக்காமல் இருக்க, தாய்ப்பாலின் இயற்கை சாரங்கள் பயன்படும். தாய்ப்பால் கொடுக்கும் தாய்க்குப் புற்று நோய் வராமல் இருப்பதற்கான சாத்தியங்களும் அதிகம்.

அதன் பின்னர், கேழ்வரகு பால் (கேழ்வரகினை நன்றாக அரைத்து உலர்த்தி எடுக்கப்பட்டது) வழங்கலாம். குழந்தைகளின் பத்து மாதங்களுக்குப் பிறகு, 'உரை மாத்திரை' வழங்க நோய் எதிர்ப்பு சக்தி அதிகரிக்கும்.

மெலிந்த தேகம் உடைய குழந்தைகளுக்கு, மலை வாழை, செவ்வாழை ஆகியவற்றைக் காயவைத்து உலர்த்திய பொடியைப் பாலில் கலந்துகொடுக்கலாம்.

வளரும் குழந்தைகளுக்குச் சத்துமாவு!

சத்து மாவு வகைகளைக் கொண்டு குழந்தைகளுக்குப் பிடித்த வகையில் புதுப்புது உணவு ரகங்களைத் தயாரித்துப் பரிமாறலாம்.

சிறுதானிய உணவுகளைச் சிறிது சிறிதாக உங்கள் பிள்ளைகளுக்கு அறிமுகப்படுத்தலாம். கம்பு, கேழ்வரகு, தினை, சாமை, குதிரைவாலி, சோளம் போன்ற சிறுதானிய உணவுகள் குழந்தைகள் முதல் முதியவர்கள் வரை பாரபட்சமில்லாமல் ஊட்டம் கொடுக்கும்!

சிறுதானிய மாவுடன் தண்ணீர் சேர்த்து நீர்மையாக்கி குழந்தைகளுக்கு

வழங்கலாம். சிறுதானியங்களில் உள்ள புரதம், இரும்புச் சத்து மற்றும் பல நுண்ணூட்டங்கள் பிள்ளைகளின் சீரான வளர்ச்சிக்கு வழிவகுக்கும்.

கடலை மிட்டாய், பயறு உருண்டை போன்ற புரதக்கூறு நிறைந்த சிற்றுண்டிகளைப் பள்ளி மாணவர்களுக்குக் கட்டாயமாக்கலாம்.

பருப்பு வகைகள்

சாதத்தோடு உருகிய நெய்யும் குழைந்த பருப்பும் சேர்த்துப் பிசைந்து தனது பிள்ளைக்கு ஒரு தாய் சோறு ஊட்டுவது, இப்போதும் ஓர் உணவியல் கவிதைதான்!

நம் கலாச்சாரத்தின் ஊட்ட உணவுப் பொருளான பருப்பு ரகங்களைத் தேவைக்கு ஏற்ப குழந்தைகளின் மனதிற்குள் விதைத்திடுங்கள். அமினோ அமிலங்கள் நிறைந்த பச்சைப்பயிறு, துவரை, கொண்டைக்கடலை போன்றவற்றை உணவு முறைக்குள் அறிமுகப்படுத்தலாம். தேகம் மெலிந்த குழந்தைகளின் எடை கூட பருப்பு ரகங்கள் அற்புதத் தேர்வு.

பழங்களை அதிகம் கொடுக்கலாம்...

பீட்ஸா, பர்கர், செயற்கை உப்பு சேர்ந்த நொறுவைகளைச் சிறுவர் சிறுமிகளிடமிருந்து தள்ளிவைப்பது காலத்தின் கட்டாயம். சிறுவயதிலேயே உடல் பருமன், நீரிழிவு, அதிகுருதி அழுத்தம் போன்ற தொற்றா நோய்கள் உருவாகக் காரணியாக மேற்சொன்ன உணவு ரகங்களைச் சுட்டிக்காட்டலாம்.

அசைவ உணவுகளில் இள ஆடு, மீன் வகைகளைக் கொடுக்கலாம். மீன் உணவுகளில் உள்ள ஒமேகா - 3 ஃபேட்டி ஆசிட், ரத்த நாளங்களின் செயல்திறனை அதிகரிப்பதோடு, பல்வேறு நோய்களைத் தடுக்கவும் பயன்படும். கூடுமான வரையில் எண்ணெய்யில் பொரித்த அசைவ உணவுகள் வேண்டாம்.

இளம் பெண்களுக்கான உணவுமுறை

பூப்படைந்தது முதல் வாழைப் பழமும் நல்லெண்ணெயும் கலந்து சாப்பிடுவது இளம் பெண்களுக்குப் பலத்தைக் கொடுக்கும் ஒரு வழிமுறை. பனைவெல்லம் கலந்த நீரை வாரத்தில் மூன்று முறை அருந்திவர எலும்புகள் பலப்படும்; சுண்ணச்சத்து உடலில் அதிகமாக உட்கிரகிக்கப்படும். வெள்ளைச் சர்க்கரைக்கு உகந்த மாற்று பனைவெல்லம் என்பதை இளையோரிடம் உணர்த்துவதும் முக்கியம்!

மாதவிடாய்க் காலங்களில் எள்ளுருண்டை சிறந்தது. பூப்பு சுழற்சியை

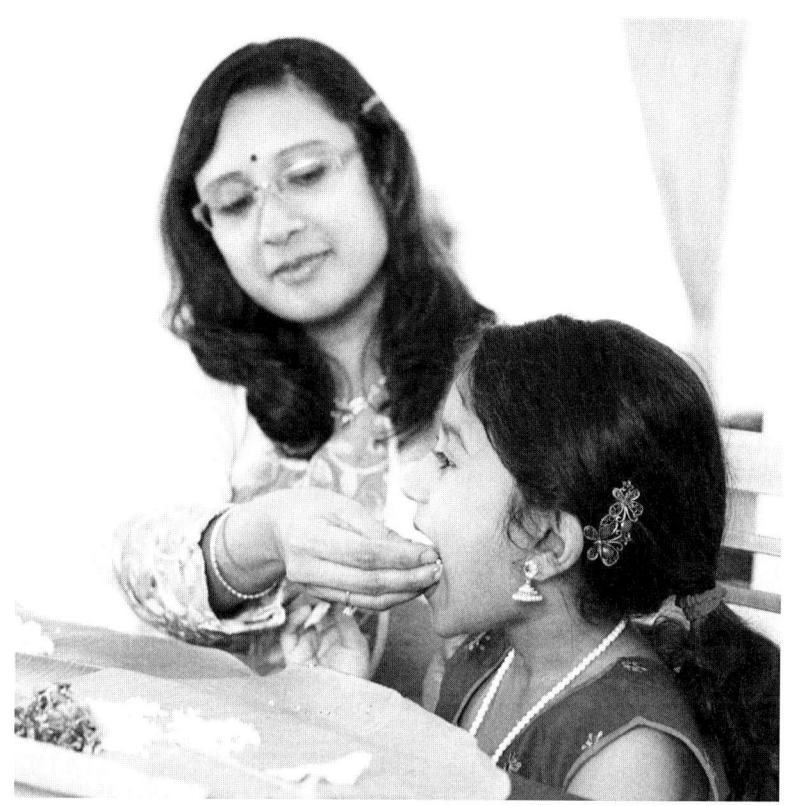

முறைப்படுத்த பேருதவி புரியும். மாதவிடாய் சீராக நடைபெற மாதவிடாயின் 1 - 5 நாட்கள் - எள் சேர்ந்த உணவுகள், 6 – 14 உளுந்து சேர்ந்த உணவுகள் 15 – 28 நாட்கள் – வெந்தயம் சார்ந்த உணவுகளை எடுத்துக் கொள்ளலாம். இதன் மூலம் பூப்பு சுழற்சி முறைப்படுத்தப்படுவதை உணரமுடியும்.

வாழைப் பூவை அடிக்கடி உணவில் சேர்த்துக் கொள்வது நல்லது. வாழைப் பூவைத் துவையலாகவோ பொரியலாகவோ எடுத்துக் கொள்ளலாம். வேகவைத்த வாழைப்பூவை மோரில் ஊறவைத்து சாப்பிடுவது இளம் பெண்களுக்கு ஏற்படும் மாதவிடாய் சிக்கலைப் போக்க உதவும்.

கேழ்வரகும் கம்பும் பூப்பெய்திய பெண்களின் மெனுவில் தவறாமல் இடம்பிடிப்பது அவசியம். கால்சியம் சத்து நிறைந்த

கேழ்வரகு தசைகளுக்கு வலிமை அளிப்பதோடு, எதிர்காலத்தில் என்பு அடர்த்திக்குறைவு நோய் வராமல் பாதுகாக்கவும் உதவும்.

இரும்புச் சத்தின் ஊற்றாகத் திகழும் கம்பு சார்ந்த உணவுகளையும் பூப்பெய்திய பெண்களுக்கு வழங்கி வரலாம். கம்பங் கூழாகவோ, கம்பங் களியாகவோ நமது பாரம்பரிய ரகத்தில் சமைத்துச் சுவைத்து, அதன் மருத்துவக் குணங்களை இலவசமாக வாங்கிக் கொள்ளலாம்.

பழங்களும், காய்களும், பனை வெல்லங்களும், பனங்கற்கண்டுகளும், கடலை மிட்டாய்களும், சிறுதானியங்களும் உங்கள் உணவு சுற்றோட்டத்தில் அடிக்கடி தலை காட்டட்டும்.

கர்ப்பிணிகளுக்கு அவசியமான ஃபோலிக் ஆசிட், தினையிலும் வாழைப் பழத்திலும் தேவைக்கேற்ப இருக்கிறது. கரு உருவாகும்போது ஏற்படும் நரம்பு சார்ந்த வளர்ச்சி குறைபாடுகளை (Neural tube defects) தடுக்க ஃபோலிக் ஆசிட் உதவும்.

பால் சுரப்பை அதிகரிக்கும் உணவுகள்

பருப்பு வகைகளும், சிறுதானிய கஞ்சி வகைகளும் தாய்ப்பால் சுரப்பை அதிகரிக்க பெருமளவில் உதவும். பூண்டு, வெந்தயம், தண்ணீர்விட்டான், பப்பாளிக்காய், முருங்கைக்கீரை, முருங்கைக்காய், சுரை, புடல் ஆகிய நீர்க்காய்கள் தாய்ப்பால் பெருக்கத்திற்கான சிறந்த தேர்வு. பேரீச்சை, அத்திப் பழங்கள் தினமும் அவசியம். கேழ்வரகு பால், பாலூட்டும் தாய்மார்களுக்கான ஊட்ட பானமாக அமையும்.

முதியோர் பேண வேண்டிய உணவு முறைகள்

முதிர்ந்த வயதைக் கப காலமாகக் குறிப்பிடுகிறது சித்த மருத்துவம். கப காலத்தில், கபத்தை அறுக்கக்கூடிய ஆடாதோடை, துளசி, கற்பூரவள்ளி ஆகிய மூலிகைகளை அதிகம் சேர்த்துக் கொள்வது அவசியம். தாகம் இல்லாதிருப்பினும் தேவையான அளவு நீர் பருகிக் கொண்டே இருப்பது நீர்த்துவத்தைத் தக்கவைக்க உதவும்.

இஞ்சியைத் தேனில் ஊற வைத்து தினமும் சிறு துண்டு சாப்பிட்டு வர, உடல் வலுவடையும்; செரியாமை தொந்தரவுகள் மறையும். தோல் சுருக்கங்கள் வருவது தாமதமாகும். காயகற்ப மருந்தான இஞ்சித் தேன் முதியோருக்கான அத்தியாவசிய ஊட்ட உணவு!

செரிக்கும் தன்மை உள்ள எளிய உணவுகள் முதியவர்களின் தட்டில் இடம்பிடிக்கட்டும். கேழ்வரகு சார்ந்த உணவுகள் கால்சியம்

குறைபாட்டைத் தடுக்க உதவும். முதிய வயதில் உண்டாகும் மனம் சார்ந்த நோய்களைத் தடுக்கவும், மனதை உற்சாகப்படுத்தவும் மாதுளையை அடிக்கடி சேர்த்துக்கொள்ளலாம். மைதா சார்ந்த உணவுகள் முதியோருக்கு மட்டுமல்ல, எல்லா வயதினருக்கும் எதிரி! ஆகவே, மைதா சேர்ந்த உணவுகளைத் தூரத் துரத்திவிடுங்கள்!

சீரக ஊறல் நீர் அல்லது சீரக கொதிநீர் பயன்படுத்துவதால், அதிகுருதி அழுத்தத்தைக் கட்டுப்படுத்த முடியும். செரிமானம் சார்ந்த உபாதைகள் தலைதூக்காது. மலக்கட்டைத் தடுக்க உலர்ந்த திராட்சைகளை மிதமான வெந்நீரில் ஊறவைத்து, சாப்பிட்டு வரலாம். கூடவே நேரம் தவறாமல் சாப்பிடும் பழக்கத்தை ஏற்படுத்திக்கொண்டால், தடையில்லா முதுமை சாத்தியம்.

அனைத்து வயதினருக்குமான பொது விதி

வழக்கற்றுப்போன உணவியல் விஷயங்களை மீட்டெடுத்தாலே ஆரோக்கியமான நல வாழ்வு சாத்தியம். மண்பானையில் சமைத்த சுவையான உணவு, நோய் வராமல் தடுக்கும்.

வாரத்தில் இரு முறையாவது வேப்பங்குச்சி, ஆலங்குச்சி போன்றவற்றில் பல் துலக்க பற்கள் ஆரோக்கியமடையும். கேடு விளைவிக்கும் கேன் நீருக்குப் பதிலாக, மண் அல்லது செப்பு பாத்திரத்தில் நீரைச் சேமித்து வைத்து குடிக்கப் பழகலாம்.

குளிக்கும் நீரில் வேப்பிலை, நொச்சி இலை, மாவிலை ஆகியவற்றைப் போட்டு காய்ச்சி குளிக்க வாத நோய்கள் குணமாகும். மழைக்காலங்களில் வாரம் ஒருமுறை ஆவி பிடிப்பது (வியர்வைப் பிடித்தல்) சிறந்தது. வெயில் காலங்களில் படுத்து உறங்க கோரைப் பாயைப் பயன்படுத்தலாம்.

ஃபோம் வகை மெத்தைகளுக்குப் பதிலாக இலவம் பஞ்சு மெத்தைகளைப் பயன்படுத்துவது உகந்தது. துரித உணவுகளைக் குப்பைத் தொட்டியில் போட்டுவிட்டு, பாரம்பரிய உணவு வகைகளை அடிக்கடி பயன்படுத்துவோம்.

பருவத்திற்கேற்ற உணவு முறை; நோய்களுக்குச் 'செக்' வைக்கும் உணவு முறை!

12

பாக்கெட் உணவுகளுக்குள் ஒளிந்திருக்கும் ட்ரான்ஸ்ஃபேட்!

சில மாதங்களுக்கு முன்பு, உலக சுகாதார நிறுவனம் வெளியிட்டிருந்த அறிக்கையில், உணவு ரகங்களில் 'ட்ரான்ஸ்-ஃபேட்' எனும் கொழுப்புச் சேர்மானத்தைக் குறைக்க வேண்டும்' என்று அனைத்து உணவு சார்ந்த நிறுவனங்கள் மற்றும் தொழிற்சாலைகளுக்கு எச்சரிக்கை விடுத்தது.

'ரத்தத்தில் கொழுப்பைக் கூட்ட, வாய்ப்பிருக்கும் உணவுகள் இதய நோய்களை 21 சதவிகிதமும், மரணத்தை 28 சதவிகிதமும் அதிகரிக்கின்றன' என்பது சமீபத்திய ஆய்வறிக்கை.

மிகவும் கவனத்தில் கொள்ளவேண்டிய அறிக்கை இது! அறிக்கை வெளியிடப்பட்டு சில மாதங்கள் கடந்திருந்தாலும், ட்ரான்ஸ்ஃபேட் நிறைந்த தின்பண்டங்களின் விற்பனை குறைந்திருக்கும் என்றோ, மேற்குறிப்பிட்ட பாதிப்புகள் குறைந்திருக்கும் என்றோ நினைக்கிறீர்களா? வாய்ப்பே இல்லை!

சில நாடுகளில் செயற்கையாகத் தயாரிக்கப்படும் ட்ரான்ஸ்ஃபேட்டை உணவுகளில் சேர்ப்பது குறித்து கட்டுப்பாடுகள் தீவிரப்படுத்தப்பட்டன. ஆனால், பல நாடுகளில் அதற்கான நடைமுறை சிக்கல்கள் அதிகம்!

இயற்கையான பல உணவுப் பொருட்களிலும் ட்ரான்ஸ்ஃபேட் உண்டு! இறைச்சி ரகங்கள் மற்றும் பால் சார்ந்த மதிப்புக் கூட்டுப் பொருட்களை எடுத்துக்காட்டுகளாகச் சொல்லலாம். ஆனால், தொழிற்சாலைகளில்

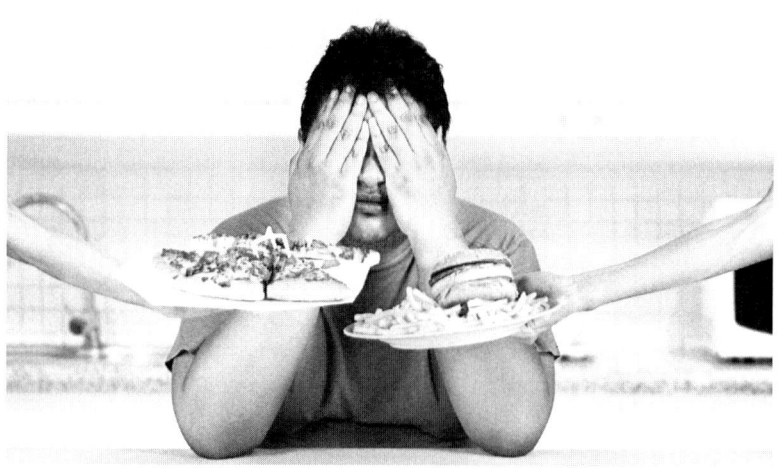

செயற்கையாகத் தாவர எண்ணெய்களில் ஹைட்ரஜனேற்றம் செய்யப்பட்டு புழங்கும் விஷயங்களில்தாம் கூடுதல் பிரச்சனை!

நாம் சிறுவயதில் படித்த உயிர்வேதியல் கூறுகள் அனைவருக்கும் நினைவிருக்கலாம். ஹைடிரஜன் கூறுகள், கார்பன் கூறுகள் போன்றவற்றில் இருக்கும் இணைப்புகள் மற்றும் அதனால் ஏற்படும் அமைப்பு ரீதியான மாற்றங்களை வைத்தே 'ட்ரான்ஸ்ஃபேட்' வகைப்படுத்தப்படுகிறது.

கலோரி கணக்குப்படி பார்த்தால், ஒரு நாளைக்கு ஒரு சதவிகிதத்திற்கும் குறைவாகத்தான் 'ட்ரான்ஸ்ஃபேட்' உணவுகளில் இருக்கலாம் என்கிறது உலக சுகாதார நிறுவனம். ஆனால், ட்ரான்ஸ்ஃபேட் நிறைந்த உணவுகளைப் பல மடங்கு நாம் அதிகமாக எடுத்துக் கொள்கிறோம்.

'ட்ரான்ஸ்ஃபேட்' இருப்பதற்கு வாய்ப்புள்ள பண்டங்கள்

எண்ணெய்யால் வறுக்கப்பட்ட தின்பண்டங்கள், பதப்படுத்தப்பட்ட சிற்றுண்டிகள், பாக்கெட்டில் அடைக்கப்பட்ட தின்பண்டங்கள் போன்றவற்றில் ட்ரான்ஸ்ஃபேட்களின் அளவு அதிகம்.

பீட்ஸா, பிஸ்கெட்கள், மைதாவை அடிப்படையாக வைத்து பொரித்து தயாரிக்கப்படும் பெரும்பாலான பேக்கரி சிற்றுண்டிகள், நொறுவைகள் இவற்றில் ட்ரான்ஸ்ஃபேட்கள் கூடுதலாக இருக்கலாம்.

மீண்டும் மீண்டும் சூடுபடுத்திய எண்ணெய்யில் தயாரிக்கப்படும் பொரித்த உணவுப் பண்டங்களில் ட்ரான்ஸ்ஃபேட் அதிகரிக்கலாம்.

பொரித்த உணவுகள்தாம் பெரும்பாலானோரின் விருப்பம் என்பதைச் சொல்லித் தெரியவேண்டியதில்லை.

ட்ரான்ஸ்ஃபேட்களின் பயன்பாடு சமீபமாக மிகப்பெரும் அளவில் அதிகரித்திருப்பது அச்சப்பட வேண்டிய விஷயம். துரித உணவுகளின் ஆதிக்கம் தொடங்கிய பிறகும், அடைக்கப்பட்ட உணவுகளுக்கான தேவை தொடங்கிய பிறகும்தான் இவற்றின் பயன்பாடு உணவுகளில் அதிகரித்தன.

ட்ரான்ஸ்ஃபேட் சேர்க்கப்பட்ட உணவுப் பொருட்கள் நீண்ட நாட்கள் கெடாது என்பதால், உணவுத் துறையில் முக்கிய பங்காற்றுகிறது. மேலும், இயற்கையாகக் கிடைக்கும் கொழுப்பைவிட, இவற்றின் விலை மிகவும் குறைவு என்பதால் ஆதிக்கம் செலுத்தத் தொடங்கிவிட்டன.

பாக்கெட்டில் அடைக்கப்பட்ட தின்பண்ட ரகங்களில் அச்சிடப்பட்டிருக்கும் விஷயங்களைத் தவறாமல் படித்துப் பாருங்கள்!

ஒரு நாளைக்கு எவ்வளவு ட்ரான்ஸ்ஃபேட் நிறைந்த தின்பண்டங்களைச் சாப்பிடுகிறோம் என்பதைக் கணக்கிட உதவியாக இருக்கும்!

குழந்தைகள் சாப்பிடும் பிஸ்கெட் பாக்கெட்களைப் பார்க்கத் தவறாதீர்கள். சிறுவயது முதலே குழந்தைகளுக்கு ட்ரான்ஸ்ஃபேட் நிறைந்த சிற்றுண்டி ரகங்களையும், உணவுப் பொருட்களையும் கொடுத்துப் பழக்கினால், இளமையிலேயே பல்வேறு நோய்கள் ஏற்படலாம்.

புதுமை வேண்டும் என்ற குதூகலத்தில் எக்கச்சக்கமான புது ரக உணவுகளைச் சாப்பிடுகிறோம். ஆனால், அவை ஆரோக்கியமானவையா, அவற்றில் சேர்க்கப்படும் கூடுதல் புதுமையான சேர்மானங்கள் உடலுக்கு எவ்விதத்தில் பாதிப்பைக் கொடுக்கும்? நமது உடலுக்குப் பொருத்தமானதா போன்ற பல்வேறு விஷயங்களைச் சிந்தித்து உணவுகளைத் தேர்ந்தெடுக்கலாம். ட்ரான்ஸ்ஃபேட் போன்ற உணவுச் சேர்மானங்கள் பற்றிய அடிப்படை விஷயங்களை அறிந்துகொள்வதும் மிக முக்கியம்.

என்னென்ன பாதிப்புகள்?

அதிகளவிலான ட்ரான்ஸ்ஃபேட், ரத்தக் குழாய்களில் நுண்ணிய வீக்கங்களை ஏற்படுத்தலாம் என்கின்றன ஆய்வுகள்! இதயத்திற்கும் மூளைக்கும் செல்லும் ரத்தக் குழாய்களில் அடைப்பு ஏற்படுவதற்கான வாய்ப்புகள் மிகமிக அதிகம்.

இளம் வயதிலேயே மாரடைப்பு ஏற்படுவதற்கும், பக்கவாதம் (Young stroke) ஏற்படுவதற்கும் இவை மறைமுக காரணமாகின்றன! 'மறைமுக' எனும் வார்த்தையை ட்ரான்ஸ்ஃபேட் குறித்த விழிப்புணர்வு நமக்கு இல்லை என்பதோடு பொருத்திப்பார்க்கலாம்.

இவை கெட்ட கொழுப்பின் (LDL) அளவை அதிகரித்து, நல்ல கொழுப்பின் (HDL) அளவைக் குறைத்து ஆரோக்கியத்திற்கு முட்டுக்கட்டைப் போடுவதில் முக்கியப் பங்கு வகிக்கின்றன!

கெட்ட கொழுப்பின் அளவு அதிகரித்து, நல்ல கொழுப்பின் அளவு குறைந்தாலே, ரத்தக் குழாய் மற்றும் இதயம் தொடர்பான பிரச்சினைகள் வருவதற்கான சாத்தியக் கூறுகள் அதிகம் என்பதை மறவாதீர்கள்.

மேலும், சில ஆய்வுகள் என்ன சொல்கின்றன தெரியுமா? முதிய வயதில் ஏற்பட வாய்ப்பிருக்கும் மறதி நோய்கள், கொஞ்சம் முன்னமே எட்டிப்பார்க்கலாம் என உறுதி கூறுகின்றன!

நமது நாட்டில் மிகக் குறைவாகவே இருந்த முதுமை சார்ந்த மறதி நோய்கள், சமீபத்தில் அதிகரித்திருப்பதையும் கொஞ்சம் எண்ணிப்பார்க்க வேண்டும். இளம் வயதிலேயே நோய்களை ஏற்படுத்துவது மட்டுமன்றி, மனித வாழ்க்கைக்குள் முதுமையை விரைவாக அழைப்பதற்கான சூழலை நாமே வலிந்து திணிக்கிறோம். மேலும், இளம் வயதிலேயே உடல் பருமன், இடுப்பைச் சுற்றிய தசை வளர்ச்சி போன்றவை ஆரோக்கியமற்ற சமுதாயத்திற்கு வழிவகுக்கும்.

உணவுகளில் ட்ரான்ஸ்ஃபேட் என்பது இவ்வளவுதான் இருக்க வேண்டும் என ஒரு வரையறை உண்டு. சுகாதாரமற்ற, தரமற்ற உணவகங்களில் இந்த வரையறை எல்லாம் பின்பற்றப்படாது. உதாரணத்துக்கு, ஹோட்டல்களில் வனஸ்பதி பயன்பாடு அதிகமிருக்கும். அதுவும் ஒருவகையான ட்ரான்ஸ் ஃபேட்தான். அது அளவு கூடும்போது, ஆரோக்கியக் கேட்டை ஏற்படுத்தும். சாலையோரக் கடைகள், உணவகங்கள் என எல்லாவற்றையும் அரசால் கண்காணித்து, இந்த விஷயங்களைச் சரிபார்த்து நடவடிக்கை எடுப்பது என்பது நடைமுறையில் சாத்தியமில்லை. எனவே, நாம்தான் அந்த விழிப்புணர்வுடன் இத்தகைய உணவுகளிடமிருந்து விலகி இருக்க வேண்டும்.

ட்ரான்ஸ்ஃபேட் பயன்பாட்டைக் குறைத்தாலே இதய நோய்களின் எண்ணிக்கையை ஏழு சதவிகிதம் வரை குறைக்கலாம் என்கிறது மருத்துவ அறிக்கை!

உணவுப் பாதுகாப்பு துறை ட்ரான்ஸ்ஃபேட்களின் பயன்பாட்டைக் குறைப்பதற்கான வழிமுறைகளை வகுத்திருந்தாலும், மாற்றங்கள் உடனடியாக நிகழுமா என்பது கேள்விக்குறி!

தனி மனிதராக வறுத்த உணவுகள், எண்ணெய்யில் பிறப்பெடுக்கும் உணவு வகைகள், பொரித்த இறைச்சி ரகங்களைத் தவிர்ப்பது அல்லது குறைத்துக் கொள்வதே சிறப்பான தீர்வாக இருக்கும்!

தின்பண்டங்களில் இயற்கைக்கு முன்னுரிமை அளிக்கலாம். பழவகைகள், காய் ரகங்கள், கொட்டை வகைகள் ஆகியவற்றில் இயற்கையாகத் தயாரிக்கப்படும் தின்பண்டங்களுக்கா நம்மிடையே பஞ்சம்? உணவோடு சேர்த்து உடற்பயிற்சியும் உதவும்!

கெட்ட கொழுப்பின் அளவு உங்களுக்கு அதிகம் இருப்பின், நீங்கள் அதிகமாக ட்ரான்ஸ்ஃபேட் நிறை உணவுகளை எடுத்துக்கொள்கிறீர்கள் என்பதைப் புரிந்துகொண்டு, உணவுத் தேர்வில் மாற்றத்தைக் கொண்டுவாருங்கள்.

நமக்குத் தெரியாமலேயே நாம் சாப்பிடும் உணவுகளின் மூலம் பாதிப்புகள் ஏற்படலாம் என்பதற்கு 'ட்ரான்ஸ்ஃபேட்' சிறு எடுத்துக்காட்டு. இன்னும் இப்படிப்பட்ட பல விஷயங்கள் உணவு உலகத்தில் புதைந்துகிடக்கின்றன. உணவுகளில் என்னென்ன விஷயங்கள் சேர்க்கப்படுகின்றன எனும் தெளிவு ஒவ்வொருவருக்கும் இருக்க வேண்டும்.

சுவைக்காக... நீண்ட நாட்கள் கெடாமல் இருப்பதற்காக, மொறுமொறுப்புத் தன்மைக்காக, பிரத்யேக மணம் கொடுப்பதற்காகச் செயற்கையாகச் சில விஷயங்கள் சேர்க்கப்பட்டால் அவ்வுணவுகளின் மீது கூடுதல் கவனத்துடன் செயல்படுவது முக்கியம்.

வீட்டிலேயே சமைக்கப்பட்ட உணவுகளிலோ, தின்பண்டங்களிலோ என்ன சேர்க்கிறோம் என நமக்குத் தெரியும். ஆனால், சமீபமாக செயற்கைச் சுவையூட்டிகளும், மணமூட்டிகளும் வீட்டுச் சமையலறைக்குள்ளும் ஆதிக்கம் செலுத்தத் தொடங்கி இருப்பதும் கவனத்தில் கொள்ள வேண்டிய ஒரு விஷயம்!

உணவு வணிகத்தைப் பெருக்க, மக்களைச் சுண்டி இழுப்பதற்காகச் செய்யப்படும் சூட்சுமங்களை, தந்திரங்களை நமது இல்லங்களுக்குள் நாமே பின்பற்றுவது எவ்வளவு பெரும் குற்றம்!

இனிதாய் வாழ, உணவு சார்ந்து கொஞ்சம் கூடுதல் விழிப்புணர்வுடன் செயல்படுவோம்!

13

அசைவ உணவுகளை இப்படிச் சாப்பிட்டால் பாதிப்பில்லை!

அசைவ உணவுகளைச் சாப்பிடலாமா, கூடாதா? அசைவ உணவுகளில் மட்டும்தான் முழுமையானப் புரதம் கிடைக்குமா? அசைவ உணவுகளைச் சாப்பிடுவதால் ஏதேனும் பாதிப்புகள் ஏற்படுமா? சைவ உணவு சாப்பிடுபவர்களுக்கு ஊட்டங்கள் அதிகம் கிடைக்குமா? அல்லது, அசைவ உணவு சாப்பிடுபவர்களுக்கா? என்பது போன்ற பல்வேறு வினாக்களும் சந்தேகங்களும் பொதுவெளியில் உலா வருகின்றன.

இனக் குழுக்களின் உணவுப் பழக்கவழக்கங்களையும், நமது பண்பாட்டு கூறுகளையும் ஆராய்ந்து பார்த்தால், பல்வேறு உண்மைகள் நமக்குத் தெரியவரும். கூடவே இப்போதைய உணவு முறை சார்ந்து சில நுணுக்கங்களையும் புரிந்துகொண்டால் தெளிவான விடை பிறக்கும்.

உலகளவில் அசைவ உணவுகளைச் சாப்பிடுபவர்களின் எண்ணிக்கை மிகமிக அதிகம். புரதங்களின் சுரங்கம், நுண்ணூட்டங்கள் என அசைவ உணவுகள் கொடுக்கும் பலன்களோ ஏராளம்! கோழி, ஆடு, மாடு, மீன் உணவுகள், இறால், நண்டு, நத்தை... என அனைத்து உயிரினங்களின் இறைச்சியும் ஏதாவதொரு பகுதியில் சாப்பிடப்படுகின்றன.

உணவு வரலாற்றின் பக்கங்களைக் கொஞ்சம் திரும்பிப் பார்த்தால்,

வேட்டையாடி வாழ்ந்த காலங்களில் இறைச்சி ரகங்கள் முக்கிய உணவாக இருந்திருக்கின்றன! மேலும், இறைச்சியின் வற்றலும், உப்புக்கண்டமும் பஞ்ச காலங்களிலும் பசி போக்கிய அமிர்தங்களாகப் பயன்பட்டு இருக்கின்றன.

உணவுப் பழக்கத்தின் படிநிலை வளர்ச்சிக்கு ஏற்ப அசைவ உணவு ரகங்கள், நம்மோடு ஒட்டி உறவாடி வந்திருக்கின்றன. ஆனால், இப்போதைய காலத்தில், அசைவ உணவுகளை முறையாகவும் அளவோடும் சாப்பிடுகிறோமா, அசைவ உணவுகள் எவ்வித பாதிப்பும் இன்றி ஊட்டங்களை மட்டுமே உடலுக்குக் கொடுக்கின்றனவா... போன்ற கேள்விகளை நமக்கு நாமே கேட்டுக்கொள்ள வேண்டிய கட்டாயத்தில் இருக்கிறோம்.

இறைச்சி உணவுகளை எண்ணெய் மொழுக வறுத்துச் சாப்பிடும் பழக்கம் சமீபமாகப் பெருமளவில் அதிகரித்திருப்பது உடல் சார்ந்த சிக்கல்களையே வரவழைக்கும். எப்போதாவது வறுத்துச் சாப்பிடுவதில் தவறில்லை.

ஆனால், எந்தவொரு உணவகத்திற்குச் சென்றாலும், ஆவியில் வேகவைத்த அசைவ உணவுகளைவிட, வறுத்த உணவு ரகங்களின் வியாபாரம்தான் அதிகம் என்பதைச் சொல்லித் தெரிய வேண்டியதில்லை.

அதற்கு நாம் அடிமை என்பதை யாரும் புரிய வைக்கவும் தேவையில்லை. உணவகங்களில் சுவைக் கண்ட வறுத்த உணவுகள், இப்போதெல்லாம் வீடுகளிலும் அடிக்கடி எட்டிப் பார்ப்பதில்தான் சிக்கல்.

'நாம் வறுத்த உணவுகளையோ, இறைச்சி ரகங்களையோ சாப்பிட்டதே இல்லையா என்ன?... நமது முந்தைய தலைமுறையினர் இதையெல்லாம் சாப்பிட்டு ஆரோக்கியமாகத்தானே வாழ்ந்தார்கள்...' எனும் கேள்வியை நீங்கள் முன்வைக்கலாம்.

உண்மைதான்... ஆனால் அசைவ உணவுகளைச் சாப்பிட்ட பிறகு முந்தைய தலைமுறையில் இருந்த மிக முக்கியமான விஷயம் உடல் உழைப்பு!

உறக்கத்துக்கும் உணவுக்கும் கொடுக்கும் முக்கியத்துவத்தை, உடல் உழைப்புக்கும் கொடுத்தவர்கள்தாம் நாம்! ஆனால், இன்றைய தலைமுறையிலோ உறக்கத்துக்கும் சரி, உணவுக்கும் சரி, உடல் உழைப்புக்கும் சரி முக்கியத்துவம் கொடுப்பதில் பெரும் பஞ்சம்!

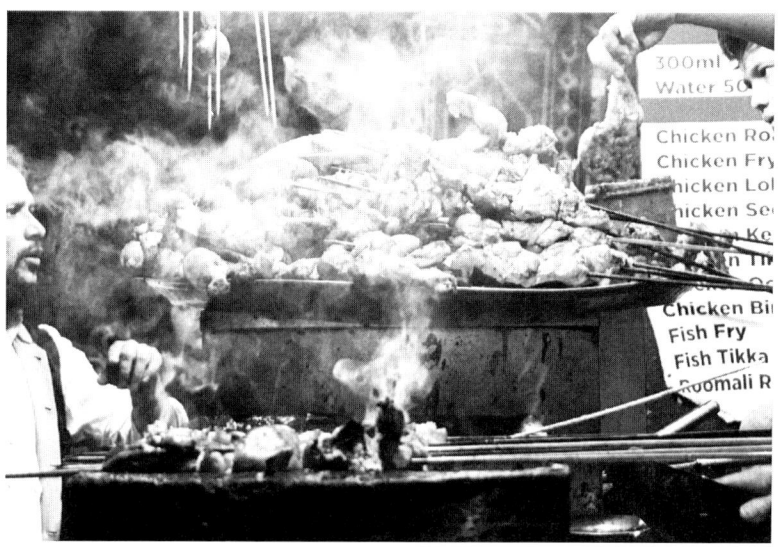

நாம் சாப்பிட்ட உணவு செரித்துவிட்டதா என்பதை உணர்ந்து அடுத்த வேளை உணவுக்கு ஆயத்தமானது முந்தைய தலைமுறையில்!

ஆனால், சாப்பிட்ட அசைவ உணவின் சாரங்கள் உணவுக் குழாயில் எதுக்களித்தாலும், அடுத்த வேளையிலும் பெரு உணவுக்கு வாய்ப்பிருப்பின் செரிமான சக்தியின் அவசியம் பற்றியெல்லாம் கவலை கொள்ளாமல் சாப்பிடும் நிலைதான் இன்று!

குறிப்பாக வறுத்த இறைச்சி ரகங்களின் சுவையில் மயங்கி எல்லை மீறி எடுத்துக்கொள்கிறோம்! வறுத்த உணவாக எடுத்துக்கொள்ளும்போது, அவ்வுணவில் சேர்க்கப்படும் சுவையூட்டிகள், நிறமிகள், எண்ணெய் போன்றவை கொடுக்கும் விளைவுகளைப் பற்றி தனி அத்தியாயங்களாகவே பேசலாம்.

அசைவ உணவுகளைத் தினம் தினம் எடுத்துக்கொள்ளும் வாய்ப்பெல்லாம் அப்போது இல்லை! ஆனால் இன்று... வாரம் ஒரு நாள் அசைவ உணவு சாப்பிடுவோம் என்று சொன்ன நிலை மாறி, வாரத்தில் மூன்று நாள்கள், நான்கு நாள்கள் அசைவ உணவுகளைச் சாப்பிடுவோம் என்று சொல்லும் சூழலுக்கு வந்துவிட்டோம்.

தினமும் மூன்று வேளையும் அசைவ உணவுகளுக்கு அடிமையாகி இருக்கும் மனிதர்களையும் பரவலாகப் பார்க்க முடிகிறது. 'மதியத்திலும்

இரவிலும் உணவு சாப்பிடும்போது, இறைச்சியில் உப்பு காரமெல்லாம் கூடுதலாகப் போட்டு, வறுத்துத் தொடு உணவாக வைக்கவில்லை என்றால், உணவே உள்ளிறங்காது' எனும் ஆபத்தான உரையாடல்கள் குடும்பங்களில் உலா வரத் தொடங்கிவிட்டன.

பள்ளிகளின் முன் துரித உணவுக் கடைகள்!

அதிகரித்திருக்கும் துரித உணவகங்களும், எளிமையாகத் துரித உணவுகள் கிடைக்கும் வாய்ப்புகளும், எல்லை மீறி அசைவ உணவுகளை எடுத்துக்கொள்வதற்கான சூழலை ஏற்படுத்திவிட்டன! நகரங்களில் ஆங்காங்கே இருந்த கடைகள், இப்போது கிராமத்து தெருக்களிலும் முளைத்து, மாலை வேளைகளில் பள்ளி மாணவர்களையும் அதற்கு அடிமைகளாக மாற்றிவிட்டன.

பள்ளி முடிந்ததும், பள்ளி வாசலில் கடை விரித்திருக்கும் பாட்டியின் கடையில் பழங்களையும் ஆரோக்கியத் தின்பண்டங்களையும் மாணவர்கள் வாங்கிச் சாப்பிட்ட நிலை மாறி, எண்ணெய்யில் பொரித்தெடுத்த அசைவ சிற்றுண்டிகளை வழங்கும் துரித உணவுக் கடைகளைத் தேடி மாணவர்கள் பரிதவிக்கும் சூழல் ஏற்பட்டுவிட்டது.

மாலை ஏழு மணிக்கு மேல் முளைத்துக் கொண்டிருந்த அசைவ துரித உணவுக் கடைகள், இப்போதோ பள்ளி முடிந்ததும் மாணவர்களுக்கு விருந்து கொடுப்பதற்காக மாலை இள வெயிலில் காத்திருக்கின்றன.

அசைவ உணவுகளைச் சாப்பிடவே கூடாது என்பதல்ல நம் வாதம்; அசைவ உணவுகள் கொடுக்கும் ஊட்டங்களும் நுண்ணூட்டங்களும் மிகப் பெரும் பொக்கிஷம்! ஆனால், அவற்றைச் சமைக்கும் முறை... அவற்றில் கலந்திருக்கும் செயற்கை சேர்மானங்கள்... உணவாக எடுத்துக்கொள்ளும் சூழல்... எவ்வளவு நாட்களுக்கு ஒருமுறை என்ற கணக்கு... எடுத்துக்கொண்ட கலோரிகளைக் குறைக்கும் உடல் உழைப்பு.... இவற்றைக் கவனத்தில் வைத்தால் அசைவ உணவுகள் உடலுக்கு ஊட்டத்தை மட்டுமே வழங்கும்!

14

அசைவ பிரியர்களா, வெறியர்களா?

உணவியல் சார்ந்து நாம் செய்யும் தவறுகளைப் பற்றிச் சிந்திக்க நமக்கு நேரம் இருப்பதில்லை. குறிப்பாக அசைவ உணவுகளைச் சாப்பிடும்போது கூடுதல் தெளிவும் தேவைப்படுகிறது. உணவியல் குறித்த சிந்தனையும் தெளிவும் நமக்கு இல்லையெனில் உடல்நிலையில் பாதிப்புகள் கட்டாயம் ஏற்படும். அசைவ உணவியல் சார்ந்து நமக்கு இருக்க வேண்டிய தெளிவு என்ன?

சங்க இலக்கியங்களில் இறைச்சி

சங்க இலக்கியங்களை எடுத்துப்பார்த்தால் அசைவ உணவுகள் பற்றியும், அவை சமைக்கப்பட்ட முறைமைகள் பற்றியும், அவை சாப்பிடப்பட்ட சூழல் பற்றியும் பல்வேறு குறிப்புகள் இலக்கிய நயத்துடன் பொதிந்துகிடக்கின்றன!

நோயிலிருந்து மீண்டவர்களுக்கு வேகவைக்கப்பட்ட இறைச்சியின் சாரம்... சில நோய்களைப் போக்க குறிப்பிட்ட இறைச்சி வகை... இறைச்சி வற்றல்... மாமிசத்திலிருந்து கிடைக்கும் எண்ணெய்யைக் கொண்டே சமையல்... போன்ற பல விஷயங்கள் நமது முற்கால தலைமுறையின் உணவியலில் இடம்பிடித்திருந்ததைச் சங்க இலக்கியங்கள் படம் பிடித்துக்காட்டுகின்றன!

நாம் அசைவ உணவுகளைச் சாப்பிடாதவர்கள் அல்லர். அவற்றின் மூலம் பலன் பெறாதவர்களும் அல்லர். ஆனால், சமீபமாகச் சமைக்கும் முறையிலும், உட்கொள்ளும் முறைமையிலும்தான் பிரச்சினை!

ஆபத்தான 'காம்போ'!

அசைவ உணவு சாப்பிடுவதால் செரிமானம் பாதிக்கப்படுகிறதெனில், சீரகத்தையோ ஓமத்தையோ நீரில் கொதிக்க வைத்துப் பருகும் பழக்கம் எல்லாம் இப்போது மலையேறிவிட்டது. அதற்கு மாற்றாக வாயு நிரப்பப்பட்ட பன்னாட்டு குளிர்பானங்களின் ஆதரவை நாடுகிறது பலரது மனது.

இப்போது உச்சக்கட்டமாக அசைவ உணவு சாப்பிடும்போதே, இரண்டு உணவுக் கவளங்களுக்கு இடையில் கொஞ்சம் பன்னாட்டு குளிர்பானத்தையும் குடித்துக்கொண்டால், செரிமானப் பிரச்சினை ஏற்படாது எனும் தவறான சிந்தனையில் அசைவ உணவோடு சேர்ந்து பன்னாட்டு பானங்களும் வரைமுறையின்றி இரைகுழலுக்குள் நுழைகின்றன.

உணவகங்களில் இலவச இணைப்பாகக் கிடைக்கின்றன பன்னாட்டு குளிர்பானங்கள். வீட்டிலிருக்கும் குளிர்சாதனப் பெட்டியிலும் வரிசைக்கட்டி நிற்கின்றன. இப்படி அளவுக்கு மீறிய அசைவ உணவுகளோடு தொடர்ந்து பன்னாட்டு குளிர்பானங்களையும் எடுத்துக்கொண்டால், கல்லீரலில் கொழுப்புப் படியும் நிலை, உணவு எதுக்களித்தல், செரிமான பாதிப்பு, வயிற்றுப் புண் என எக்கச்சக்கமான சிக்கல்கள் ஏற்படும். அசைவ உணவோடு சேர்ந்து பன்னாட்டு குளிர்பானங்கள் மூலம் கிடைக்கும் கூடுதல் கலோரிகள் விரைவாக உடற்பருமனுக்கும் வழிவகுக்கும்.

இறைச்சி ரகங்களை வறுத்த நிலையில் எப்போதாவது எடுத்துக்கொள்வதில் தவறில்லை! மேலும், தேவைக்கு ஏற்ப அன்றைக்கு மட்டுமே இறைச்சி உணவுகளைச் சமைத்துச் சாப்பிடுவதே சிறப்பு! ஆனால், அதிகளவில் சமைத்து அவ்வுணவுகளைக் குளிர்சாதனப் பெட்டியில் வைத்து, மறு நாளும் பயன்படுத்தும்போது பாதிப்புகள் வர வாய்ப்புகள் அதிகம். மறுநாள் மட்டுமல்லாமல் அடுத்த சில நாட்களுக்குச் சமைத்து வைத்த அசைவ உணவு ரகங்களைச் சூடுபடுத்தி சாப்பிடுவதிலும் நமக்குத் தெளிவில்லை.

மேற்கத்திய நாடுகளில் இருக்கும் 'Frozen meat' கலாச்சாரம் இப்போது நமது பகுதிகளிலும் அதிகரித்திருக்கிறது. பச்சை இறைச்சியை வாங்கி

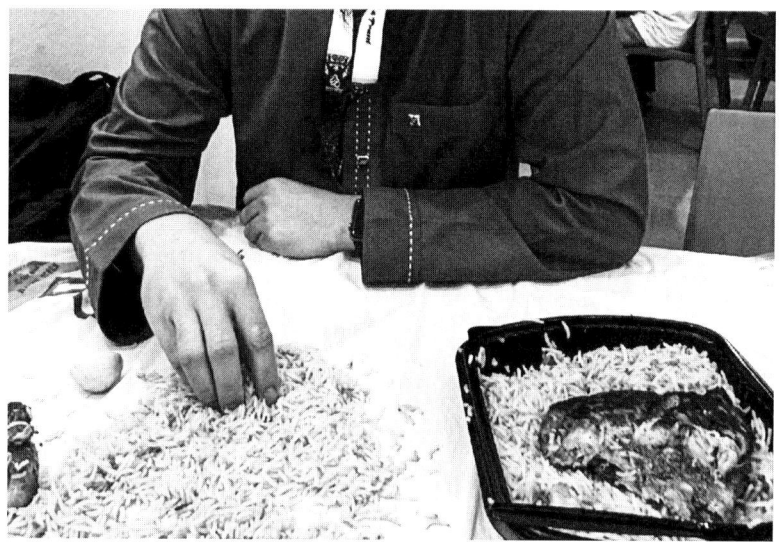

குளிர்சாதனப் பெட்டியில் வைத்துக்கொண்டு, அவ்வப்போது எடுத்து சமைப்பது பாதிப்புகளை உண்டாக்கலாம்!

இறைச்சி ரகங்களைக் குறிப்பிட்ட வெப்பநிலையில் குளிர்சாதனப் பெட்டியில் வைத்திருக்க வேண்டும் என்ற நெறிமுறைகள் இருக்கின்றன. அவற்றை வீட்டுச் சூழலில் நம்மால் முறையாகப் பின்பற்ற முடியுமா? என்பது பெரும் சந்தேகமே!

இப்படி குளிர்சாதனப் பெட்டியில் சேமித்து வைத்து சமைக்கப்படும் இறைச்சியால் விஷ உணவுக் குறிகுணங்கள் ஏற்படுவதற்கும் வாய்ப்புகள் அதிகம். சில நேரங்களில் உண்டாகும் கிருமித் தொற்று பெரும் பாதிப்புகளையும் உண்டாக்கலாம்.

சைவமா, அசைவமா - எது சிறந்தது?

'அசைவ உணவுகளைச் சாப்பிடவில்லை என்றால் பல்வேறு ஊட்டச்சத்துக் குறைபாடு ஏற்படும். அசைவ உணவே சிறந்தது...' என்கிற கருத்தைப் பரப்புவதும் நல்லதல்ல!

சைவ உணவுகளை எடுத்துக்கொள்பவர்களுக்கும் புரதக் கூறுகள் நிறைந்த ஏராளமான உணவுப் பொருட்கள் நம்மிடையே இருக்கின்றன. முளைகட்டிய தானியங்களுக்குள் ஒளிந்திருக்கிறது புரதச் சுரங்கம் என்பதை மறவாதீர்கள்.

என்ன செய்யலாம்?

அசைவ உணவுப் பிரியர்களாக இருப்பதில் தவறில்லை, அசைவ உணவு வெறியர்களாக இருந்து, அதிலும் சுவைக்கு அடிமையாகி சிலபல நோய்க் குறிகுணங்களை உள்வாங்கிக்கொள்வது தான் தவறு!

இறைச்சி ரகங்களை ஆவியில் வேகவைத்த முறையில் சாப்பிடுவது நல்லது. மீன் ரகங்களைத் தவாவில் வறுத்துச் சாப்பிடுவதைவிட, குழம்பாகச் சமைத்துச் சாப்பிட்டால் ஒமேகா – 3 கொழுப்பு அமிலங்கள் பக்கவிளைவில்லாமல் கிடைக்கும்.

வறுத்தும் பொரித்தும் சாப்பிடப்படும் ஆட்டிறைச்சியைவிட, குழம்பாகச் செய்து சில துண்டுகளை மட்டும் அவ்வப்போது எடுத்துக்கொள்ளும்போது, ரத்தத்தில் கொழுப்புச் சத்து அதிகரிப்பதற்கான வாய்ப்புகள் மிகவும் குறைவு.

கோழி இறைச்சித் துண்டுகளைச் சிக்கன் 65, சிக்கன் பகோடாவாக அடிக்கடி சாப்பிடுவதைவிட, நாட்டுக் கோழியின் இறைச்சியைக் குழம்பாகச் செய்து சாப்பிட்டால், அதன் மருத்துவ குணங்கள் முழுமையாகக் கிடைக்கும்.

வயதைப் பொறுத்தும் உடல்நிலையைக் கருத்தில்கொண்டும் அசைவ உணவுகளின் தேவையை நிர்ணயித்துக் கொள்வது முக்கியம். நாற்பது வயதைக் கடந்துவிட்டால், கொழுப்புச் சத்தைக் கொடுக்கும் ஆட்டிறைச்சி எடுத்துக் கொள்வதைக் குறைத்துக் கொள்ளலாம்!

இதய நோய்கள், ரத்தத்தில் கொழுப்பு அதிகரித்திருப்பவர்கள் கட்டாயம் வறுத்த இறைச்சி ரகங்களுக்குத் தங்களுக்குத் தானே தடை விதித்துக் கொள்வது நல்லது. அசைவ உணவுதான் என்றில்லை, சைவ ரக சமையலிலும் அதிகளவில் பொரித்து வறுத்துச் சாப்பிடுவது உடல் உழைப்பில்லா இப்போதைய வாழ்க்கை முறையில் பிரச்சினைகளைத்தான் கொடுக்கும்!

உணவுகளை எடுத்துக் கொள்வது ஒவ்வொருவரின் தனிப்பட்ட உரிமை! இருப்பினும் உடலுக்குப் பாதிப்புகள் ஏற்படாத வகையில் அவற்றைச் சமைத்துச் சாப்பிட்டால் உணவுகள் மருந்தாக மட்டும் அமைந்து வாழ்வை எப்போதுமே இனிதாக்கும்!

15

ஃப்ரிட்ஜில் உணவு கெடாது; உடம்பு கெட்டுப்போகும்!

'குளிர்ச்சிக்குச் சில எடுத்துக்காட்டுகளைச் சொல்லுங்கள் பார்க்கலாம்...' எனும் கேள்வியை முன்வைத்தால், 'மரம்... மழை... மலை...' என்பதாகச் சென்ற தலைமுறையினரின் பதில் இருக்கும். இதே கேள்வியை இப்போதைய தலைமுறையினரிடம் கேட்டுப் பார்த்தால், எவ்வித தாமதமும் இல்லாமல் 'ஏ.சி. மற்றும் பிரிட்ஜ்...' என பதில் குளிர்ச்சியாய் வெளிவரும். இயற்கையின் மீது செயற்கையின் ஆதிக்கம் என்பதற்கான சாட்சி இது!

சரி, சூழல் அறிவியல் ஒரு புறம் இருக்கட்டும். உடலுக்குக் குளிர்ச்சியைக் கொடுக்க, ஏ.சி.யோடு சேர்த்து நவீன மனிதன் நாடும் முக்கியமான இயந்திரம் குளிர்சாதனப் பெட்டி எனும் ஃபிரிட்ஜ்! ஏ.சி. சமாச்சாரம் தனி... குளிர்சாதனப் பெட்டியின் ரகசியங்களை முதலில் ஆராய்வோம்!

'வீட்டுக்கு ஒரு மரம் வைக்கிறோமோ இல்லையோ, வீட்டுக்கு ஒரு குளிர்சாதனப் பெட்டியை வைத்துக்கொண்டு நமது உணவையும் உடலையும் வளர்க்கிறோம்!...' இந்த வாக்கியத்திற்குள் பல அர்த்தங்கள் புதைந்துகிடக்கின்றன. ஆம், பெரும்பாலான வீடுகளில் குளிர்சாதனப் பெட்டியில் வைக்கப்படும் உணவுப் பொருட்களின் மூலமே உணவுகள்

தயாரிக்கப்படுகின்றன.

அதுமட்டுமில்லாமல், அப்படி சமைக்கப்பட்ட உணவுகளும் குளிர்சாதனப் பெட்டியில் சேமிக்கப்பட்டு காலை, மதியம், இரவு... என ஒவ்வொரு வேளைக்கும் பரிமாறப்படுகின்றன. கூட்டிக் கழித்துப் பார்த்தால், குளிர்சாதனப் பெட்டியின் உதவியால் கிடைக்கும் உணவுகளின் மூலமே நமது உடலை வளர்க்கிறோம் எனும் உண்மையை நாம் புரிந்துகொள்ளலாம்.

பழைய உணவுகளின் சந்திப்பு!

ஒரு குளிர்சாதனப் பெட்டிக்குள் 'பழைய உணவுகளின் சந்திப்பு விழா' நடத்தும் அளவுக்கு உணவுக்கான அடிப்படைப் பொருட்கள், சமைத்த உணவுகள்... என உணவியல் அடிப்படையின்றி அவற்றுக்கு அடைக்கலம் கொடுத்துக் கொண்டிருக்கிறோம்.

பழைய நண்பர்கள் சந்தித்துக் கொள்ளும் 'கெட்-டு-கெதர்' நிகழ்வு போல, பழைய உணவுகளுக்குச் சிவப்புக் கம்பளம் விரித்து குளிர்சாதனப் பெட்டிக்குள் கெட்-டு-கெதர் நிகழ்வுகளை வீடுதோறும் அரங்கேற்றி வருகிறோம்!

சமைத்த உணவுகளை விடுங்கள்! உணவுக்கான அடிப்படைப் பொருட்களான கீரைகள், காய்கள் போன்றவற்றை எவ்வளவு நேரம் ஃபிரிட்ஜின் எப்பகுதியில் வைத்திருக்க வேண்டும் என்று அனைவருக்கும் தெரியுமா?

உண்மையில் ஆய்வுபூர்வமாக அதற்கான விடை ஏதும் இல்லை. இந்தப் பொருளை இவ்வளவு நேரம் வைத்திருக்கலாம் என்கிற வரைமுறை நம்மிடையே இல்லை!

அதுவும் ஒவ்வொரு பகுதிக்கும் வெப்பம் வித்தியாசப்படும். நமது நாட்டில் சரியாக நிர்ணயம் செய்வது கொஞ்சம் கடினமே! ஏதோ அனுபவத்தின் மூலம் அப்படி இப்படி என... கீரைகளையும் காய்களையும் பிரிட்ஜுக்குள் பராமரித்து வருகிறோம்!

சமைத்த உணவுகளுக்கு ஆயுள் கூட்டும் மனிதன்!

அனைத்து உணவுகளுக்குமான 'ஷெல்ஃப்-லைஃபை' (Shelf-Life) நாம் மாற்றி அமைத்துவிட்டோம். மறுநாள் காலை சாப்பிடுவதற்காக, முதல் நாள் இரவே சமைத்து, ஃபிரிட்ஜுக்குள் பாதுகாக்கப்படும் உணவு எவ்வகையில் ஆரோக்கியத்திற்கு உதவும்? பெரும்பாலான

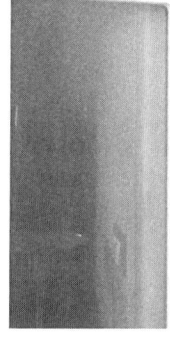
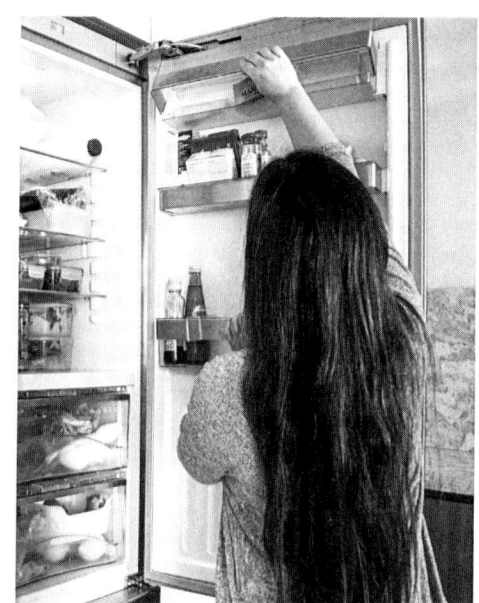

உணவகங்களில் அடிப்படை உணவுப் பொருட்கள் குளிர்சாதனப் பெட்டியிலிருந்தே இன்ஸ்டண்டாக வெளிவந்து உணவுகளுக்காகப் பயன்படுத்தப்படுகின்றன.

எந்த உணவுப் பொருளாக இருந்தாலும், குளிர்சாதனப் பெட்டியில் வைத்துவிட்டால், நீண்ட நாட்களுக்கு அவற்றைப் பயன்படுத்திக் கொள்ளலாம் என்கிற தவறான எண்ணம் பலருக்கும் இருக்கிறது.

நீண்ட நாட்களுக்குப் பயன்படுத்தலாமே தவிர, குறிப்பிட்ட உணவுப் பொருளின் தன்மை, மணம், சுவை, குணம் போன்றவற்றில் பல மாறுதல்கள் நிகழும் என்பதையும் நினைவில் கொள்ளவேண்டும். மேலும், சாப்பிடப்பட்ட தவறான உணவுகளால் விஷ உணவுக் குறிகுணங்களும் தோன்ற பல மடங்கு வாய்ப்பிருக்கிறது.

சமைத்த உணவுப் பொருட்களுக்கும் குளிர்சாதனப் பெட்டிக்கும் இடையே ஆழமாகக் காதல் மலரச் செய்துவிட்டோம். ஆனால், அந்தக் காதல் இப்போது மனிதர்களுக்கு நோய் உண்டாக்கும் விபரீதக் காதலாக மாறி இருப்பதுதான் பெரும் சிக்கல்!

உணவு ரகங்கள் இல்லாமல், கவர்களில் அடைக்கப்பட்ட அடிப்படை

உணவுப் பொருட்கள் நம் கண்களுக்கே தெரியாமல் குளிர்சாதனப் பெட்டியின் இடுக்குகளில் ஒளிந்துகிடக்கலாம். அவற்றின் 'எக்ஸ்பைரி' தேதியைக் கவனித்து, ஒருவேளை காலாவதி தேதி முடிந்திருப்பின், அப்பொருட்களைத் தவறாமல் அப்புறப்படுத்துவதும் அவசியம்.

ஒரு பொருளைக் கடைகளில் வாங்கும்போது 'எக்ஸ்பைரி' தேதி பார்த்து வாங்கும் நாம், அதைச் சமைக்கும் முன்பும் தேதியைப் பார்த்துக்கொள்வது நல்லது. காரணம், வாங்கிப் பல நாட்கள் கடந்த பின்பும், பயன்படுத்தப்படாத பொருட்கள் எல்லாம் குளிர்சாதனப் பெட்டியில் ஹாயாக ஓய்வெடுத்துக் கொண்டிருக்கலாம்.

குளிர்சாதனப் பெட்டி தேவைப்படாத சில பொருட்கள்

காபியின் இயற்கை மணம் மாறாதிருக்க, காற்றுப் புகாத டப்பியில் அடைத்து, அறை வெப்ப நிலையில் வைத்தால் போதும். குளிர்சாதனப் பெட்டியில் வைக்கப்பட்ட பாதாம், பிஸ்தா, முந்திரி போன்ற கொட்டை வகைகளின் மொறுமொறுப்புத் தன்மை குறையலாம். குளிர்சாதனப் பெட்டியில் இருக்கும் மற்ற பொருட்களின் மணம், கொட்டை வகைகளில் தொற்றிக்கொள்ளவும் வாய்ப்பிருக்கிறது.

உணவுப் பொருட்களைப் பிளாஸ்டிக் கவர்களில் அடைத்து குளிர்சாதனப் பெட்டிக்குள் வைக்கும் போது, பிளாஸ்டிக் கவர்களில் இருக்கும் நுண்ணிய வேதிப் பொருட்கள், உணவுப் பதார்த்தங்களுடன் கலந்து பாதிப்புகளை உண்டாக்கலாம். எண்ணெய் வகைகள், ஊறுகாய் வகைகள், அரைத்த மசாலா ரகங்கள் போன்றவற்றைக் குளிர்சாதனப் பெட்டிக்குள் வைக்க வேண்டாம்.

பொதுவாகக் காய்கள், பழங்கள் என எவ்விதமான உணவுப் பதார்த்தமாக இருந்தாலும், அப்போதைக்குப் பயன்படுத்துவதே நல்லது. தேவைக்கேற்ப பொருட்களின் தன்மையைக் கருத்தில் கொண்டு, சில மணிநேரங்களுக்குக் குளிர்சாதனப் பெட்டியில் வைத்து பயன்படுத்தலாமே தவிர, அதிலேயே அவை நீண்ட நாட்கள் தவம் கிடக்க வழி செய்வது தவறு.

உப்பின் ஆதரவின் மூலம் இயற்கையாகவே கெடாமல் இருக்கும் தொடு உணவு அல்லவா ஊறுகாய் ரகங்கள்! ஆனால், குளிர்சாதனப் பெட்டியைத் திறந்தால் மாங்காய், எலுமிச்சை, நார்த்தங்காய் என ஊறுகாய் ரகங்கள் வரிசைக் கட்டி நிற்பதைப் பார்க்கலாம். வரைமுறையில்லாமல் வைக்கப்படும் உணவுப் பொருட்களில் என்னென்ன ரசாயன மாற்றங்கள் உண்டாகும் என்பது யாருக்கும் தெரியாது.

வெங்காயம், இஞ்சி, பூண்டு, உருளைக் கிழங்கு போன்றவற்றை எக்காரணத்தைக் கொண்டும் பிரிட்ஜுக்குள் வைக்க வேண்டாம்! ஆனால், நறுக்கிய வெங்காயம், உரித்த இஞ்சி, பூண்டு, முளை விட்டிருக்கும் உருளைக் கிழங்குகள் பிரிட்ஜுக்குள் இலவசமாக வாழ்ந்து கொண்டிருப்பதற்குப் பல இல்லங்கள் சாட்சி!

எண்ணெய்த் தவழும் அசைவ வகையறாக்களுக்குக் குளிர்சாதனப் பெட்டிக்குள் இடமளிக்க வேண்டாம். ஃபிரிட்ஜுக்குள் வைத்த உணவுகளை அவ்வப்போது எடுத்து சூடேற்றி சாப்பிடுகிறேன் என்று நோய்க் கிருமிகளை நமது உணவுப் பாதைக்குள் நுழைய வழி அமைத்துத் தரக்கூடாது.

மேற்கத்திய நாடுகளில் இருக்கும் 'ஃப்ரோசன் மீட்' (Frozen meat) கலாச்சாரம் நமது சமையலறைக்குள்ளும் நுழைந்திருப்பது வேதனை! அதாவது, இறைச்சியைப் பல நாட்கள் குளிர்சாதனப் பெட்டியில் சேமித்துவைத்து, தேவையிருக்கும்போது எடுத்து சமைத்துச் சாப்பிடுவது! ஒருவேளை பதப்படுத்தப்பட்ட இறைச்சியில் கிருமித் தொற்று ஏற்பட்டிருக்குமாயின் சமைத்துச் சாப்பிடும்போது நிச்சயம் சிக்கல்களை உண்டாக்கும். அதுவும் அரைவேக்காடாக இறைச்சி ரகங்களைச் சமைத்துச் சாப்பிடும்போது, பாதிப்புகளுக்கான வாய்ப்புகள் அதிகம்.

'முதல் நாளில் சமைத்த கறி அமுதெனினும் அருந்தோம்...' என்கிறது சித்த மருத்துவம். அதாவது, முந்தைய நாள் சமைக்கப்பட்ட உணவுகள் அமிர்தமாக இருந்தாலும் சாப்பிட வேண்டாம் எனும் உணவியல் ஒழுக்கத்தை எடுத்துக் கூறுகிறது. ஆனால், நாம் என்ன செய்கிறோம்? குளிர்சாதனப் பெட்டியின் துணையோடு, முந்தைய நாள் மட்டுமல்ல, பல நாட்களுக்கு முன்பு சமைக்கப்பட்ட உணவுகளைச் சாப்பிடும் வழக்கத்துக்குக் கொஞ்சம் கொஞ்சமாக மாறிக் கொண்டிருக்கிறோம். அது உணவாக அல்லது சமைப்பதற்கான அடிப்படை உணவுப் பொருட்களின் வடிவாக!

வரைமுறை அறிந்து தேவைக்கு ஏற்ப குளிர்சாதனப் பெட்டியைப் பயன்படுத்திக் கொண்டால், உணவுக்கும் பாதிப்பில்லை, உணவின் மூலம் உடலுக்கும் பாதிப்பில்லை!

16

துவர்ப்புச் சுவை என ஒரு சுவை இருப்பது நினைவிருக்கிறதா?

அறுசுவைகளில் முக்கியமான சுவை துவர்ப்பு. ஆனால், துவர்ப்பு என்றொரு சுவை இருப்பதையே பலரது நாவின் சுவை மொட்டுகள் மறந்தேவிட்டன! ஆம், அறுசுவைகளில் நாம் மிகவும் குறைவாக எடுத்துக்கொள்ளும் சுவையாக மாறிவிட்டது துவர்ப்பு. பாகற்காயின் கசப்பு, வேப்பிலையின் கசப்பு, சுண்டைக்காயின் கசப்பு, சில மருந்துகளின் கசப்பு என கசப்புச் சுவைக்குக் கிடைத்த பரிச்சயம், துவர்ப்புச் சுவைக்கு அவ்வளவாக கிடைக்கவில்லை!

'துவர்ப்புச் சுவையுள்ள உணவுப் பொருட்களைச் சொல்லுங்கள் பார்க்கலாம்...' எனும் கேள்வியை முன்வைத்தால், பதில் தெரியாமல் பலரும் யோசனையில் மூழ்குவார்கள்!

உண்மையில் கசப்புச் சுவையைப் போலவே மிக அதிக அளவில் மருத்துவ குணங்கள் நிறைந்த சுவை என்றால் அது துவர்ப்புதான்! ஆனால், துவர்ப்புச் சுவையை மருந்துக்குக்கூட தொட்டுக் கொள்வதில்லை நாம்!

துவர்ப்புச் சுவை கொண்ட உணவுப் பொருட்களில் உள்ள வித்தியாசமான நோய்ப்போக்கும் நலக்கூறுகள் எண்ணிலடங்காதவை!

நம்மிடையே புழக்கத்தில் இருந்து, அதிகம் கண்டுகொள்ளப்படாத

துவர்ப்புச் சுவையை வழங்கும் உணவுப் பொருட்கள் எவ்வளவு இருக்கின்றன தெரியுமா?

ஆவாரை, கொடுக்காய்ப் புளி, வாழைப்பூ – துவர்ப்புச் சுவை உணவுகள்... இனி மறக்கவே மறக்காதீர்!

கொடுக்காய்ப் புளி

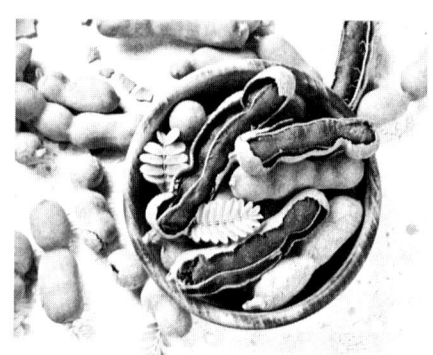

90'ஸ் கிட்ஸ்களுக்குப் பிடித்தமான செயல்பாடு என்ன வென்றால், பல இடங்களில் விரவியிருந்த கொடுக்காய்ப் புளி மரங்களைக் கண்டுபிடித்து, கொடுக்காய்ப் புளிகளை ரசித்துச் சாப்பிடுவது!

கிராமங்களில் முட்களை ஏந்திக்கொண்டு கம்பீரமாகத் தோற்றமளித்த கொடுக்காய்ப் புளி மரங்களை அப்போதைய தலைமுறையினரால் மறக்கவே முடியாது.

இரண்டு நீளக் குச்சிகளைக் கயிறு கொண்டு கட்டி, முனையில் கொக்கி போன்ற அமைப்பை ஏற்படுத்தி, மண் மேட்டின் மீதோ அருகிலிருக்கும் மரத்தின் மீதோ ஏறி, கொடுக்காய்ப் புளியைக் கொக்கிப் போட்டு இழுத்து அதைச் சாப்பிடுவதற்குத் தயாராகும் சூழல் இருக்கிறதே... அழகான கிராமத்து வாழ்க்கையின் நினைவு இது!

கிடைத்த கொடுக்காய்ப் புளிகளில் செம்மையாகப் பழுத்த பழங்கள் மீது அதீத விருப்பம் பலருக்கு. சில நேரங்களில் வெண்ணிறப் பழங்களிலும் சுவை இருக்கும். பிஞ்சாக இருக்கும் புளிகளில் துவர்ப்புச் சுவை கூடுதலாகக் கிடைக்கும். ஆனால், சரியான பதத்தில் பறித்த புளிகளில் துவர்ப்பு, இனிப்பு, புளிப்பு என சரிவிகித கலவையில் சுவையை நமக்குப் பரிசளிக்கும்.

பள்ளிக்கூட வாசலில் பாட்டி விற்கும் கொடுக்காய்ப் புளிக்கு ஏகப்பட்ட மாணவ ரசிகர்கள் அக்காலத்தில் இருப்பார்கள். வாங்கும் மற்ற பழங்களுக்கு இலவச இணைப்பாக கொடுக்காய்ப் புளியை வழங்குவார் பாட்டி!

அழுகிய கொடுக்காய்ப் புளிகளைத் தூர வீசிவிடுவது நல்லது! துவர்ப்புச் சுவையைக் கொடுக்கும் முக்கியமான ஆரோக்கியத்

தின்பண்டம் இது. வயிற்றுப் புண் மற்றும் வாய்ப் புண்களைக் குறைக்கும் பேராற்றல் கொடுக்காய்ப் புளியின் துவர்ப்புக்கு உண்டு!

ஆவாரை

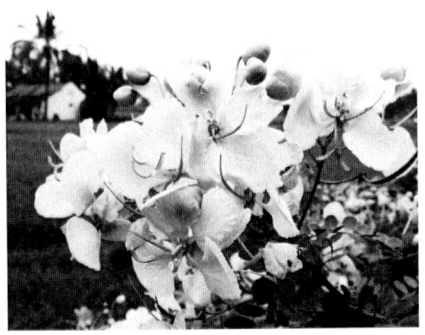

'ஆவாரைப் பூத்திருக்க சாவோரைக் கண்டதுண்டோ...' எனும் பழமொழியை யாராலும் அவ்வளவு சீக்கிரம் மறக்க முடியாது! ஆம், அவ்வளவு மருத்துவ குணம் நிறைந்தது ஆவாரை! பிரசித்தி பெற்ற ஆவாரை மலர்களின் சுவை துவர்ப்பு!

ரத்தச் சர்க்கரை அளவைக் கட்டுப்படுத்தவும், நீரிழிவு நோயாளிகளுக்கு ரத்தக் குழாய்களில் பாதிப்பு ஏற்படாமல் தடுக்கவும், ஆவாரையின் துவர்ப்பு உதவும் என்கின்றன ஆய்வுகள்.

கட்டுப்படுத்தப்படாத ரத்தச் சர்க்கரை அளவால் ஏற்படும் கை, கால் எரிச்சல் குறிகுணங்களுக்கு ஆவாரையின் மலர்கள் உதவும்! ஆவாரையின் மலர்கள் மற்றும் இலைகளைக் காலை வேளையில் தேநீர் போல பருக பலன்களைப் பெறலாம்.

ஆவாரைப் பூக்கும் காலத்தில் சில மலர் இதழ்களைத் தினமும் சாப்பிட்டு துவர்ப்புச் சுவையின் நன்மைகளை உடலுக்குப் பரிசளிக்கலாம்.

நாவல்

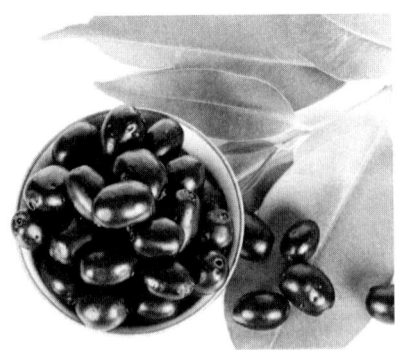

கருநீல நிறத்தில் காட்சிகொடுக்கும் நாவல் பழத்தில் துவர்ப்பு கலந்த இனிப்புச் சுவை, நீரிழிவு நோயைக் கட்டுப்படுத்த உதவுவதில் முக்கிய பங்கு வகிக்கிறது. ஆன்டி-ஆக்ஸிடன்ட்ஸ் தன்மை நிறைந்த நாவல் பழம் மற்றும் அதன் கொட்டைக்குப் புற்று நோயைத் தடுக்கும் ஆற்றல் இருப்பதாகப் பல்வேறு ஆய்வுகள் சுட்டிக்காட்டுகின்றன!

குறிப்பிட்ட பருவத்தில் கிடைக்கும் நாவல் பழங்களைச் சப்புக்கொட்ட, உடலுக்குத் தேவையான துவர்ப்புச் சுவையும், நோய் எதிர்க்கும் தன்மையும் நிச்சயம் கிடைக்கும்!

ஹீமோகுளோபின் அளவுகளை அதிகரிக்க துவர்ப்புச் சுவை கொண்ட நாவல் பழங்கள் சிறந்த தேர்வு! மாதவிடாய் நேரத்தில் ஏற்படும் அதிக ரத்தப் போக்கைத் தடுக்கும் திறன் நாவல் பழத்தின் துவர்ப்புச் சுவைக்கு இருக்கிறது.

வாழைப் பூ

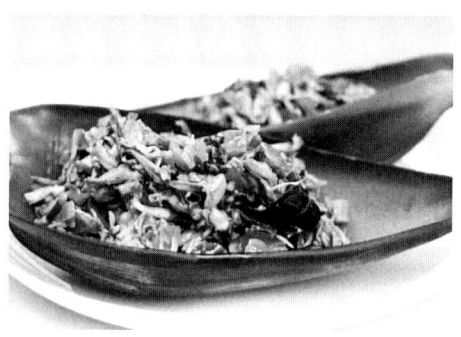

அதிகளவில் கிடைத்தாலும் தேவையான அளவு பயன்படுத்தப்படாத துவர்ப்புச் சுவை கொண்ட உணவுப் பொருள் வாழைப் பூ! வாழைப் பூக்களை வேகவைத்து, சின்ன வெங்காயம் சேர்த்து தயிரில் ஊறவைத்து தயாரிக்கப்படும் பச்சடி, வெறும் தொடுகை உணவு மட்டுமல்ல; மூலம், வயிற்றுப் புண், மாதவிடாய் கோளாறுகள் போன்ற பல்வேறு நோய்களுக்கான உணவாகும் மருந்து!

வாரம் ஒரு முறையாவது வாழைப் பூவின் துவர்ப்பை ருசிக்கத் தவறாதீர்கள்! வெவ்வேறு ரக வாழைப் பூக்களின் மருத்துவ குணங்களும் தனித்துவமானவை.

துவர்ப்பை நாடுங்கள்

பழ வகைகளில் அத்தி, மாதுளை, நெல்லிக் கனி, வில்வம், விளா... கீரை வகைகளில் பருப்புக் கீரை, பண்ணைக் கீரை, புளியாரைக் கீரை, புதினாக் கீரை... மேலும், மாசிக்காய், வெந்தயம், வெற்றிலை, கருவேல மரப்பட்டை, அசோக மரப்பட்டை, மருதம்பட்டை, கசகசா, அம்மான் பச்சரிசி, செம்பரத்தை இதழ்கள், கடுக்காய் போன்ற மூலிகைகள் நம்மிடையே உள்ள துவர்ப்புச் சுவையை வழங்கும் அற்புதமான உணவுப் பொருட்கள்.

உடலின் தேவைக்கு ஏற்ப துவர்ப்புச் சுவையுள்ள பொருட்களை உணவில் சேர்த்து வந்தால் துவர்ப்பின் அனைத்து பலன்களையும் பெற முடியும்.

பொதுவாகத் துவர்ப்புச் சுவை உள்ள உணவுப் பொருட்களுக்குக் குருதியைத் தூய்மை செய்யக் கூடிய தன்மையும், கழிவுகளை முழுமையாக அகற்றக் கூடிய வன்மையும், புண்களைக் குணப்படுத்தும் ஆற்றலும் இருப்பது குறிப்பிடத்தக்கது!

கொழுப்புச் சத்தின் அளவைக் கட்டுக்குள் வைக்க நீங்கள் தேட வேண்டிய சுவையும் துவர்ப்புதான்! நோய் எதிர்ப்புச் சக்தியை அதிகரித்து சளி, இருமல் போன்ற கப நோய்கள் அடிக்கடி ஏற்படாமலும் துவர்ப்பு பார்த்துக் கொள்ளும். குருதிப் பெருக்கை அடக்கும் தன்மையும் துவர்ப்புச் சுவைக்கு இருப்பதால், மூல நோயினருக்கு அத்தியாவசியமான மருந்தாகும் சுவை இது!

நாம் குறைத்துக் கொள்ள வேண்டிய துவர்ப்புச் சுவையுள்ள உணவுப் பொருள் என்னவென்றால், பாக்கு! அதையும் அளவோடு வெற்றிலையின் துணையோடு செரிமானத்திற்காக எப்போதாவது எடுத்துக்கொள்வதில் தவறில்லை. ஆனால், அடிக்கடி பாக்கின் துவர்ப்பை நாடினால், துவர்ப்புச் சுவை அதிகரிப்பால் வரக்கூடிய பிரச்சினைகள் ஏற்படலாம். தொண்டை கரகரப்பு, நா வறட்சி, ரத்தக் குறைவு போன்ற குறிகுணங்கள் உண்டாகலாம்.

இன்றிலிருந்து துவர்ப்புச் சுவையுள்ள உணவுப் பொருட்களுக்கு முக்கியத்துவம் கொடுங்கள். தினமும் கொஞ்சம் துவர்ப்புச் சுவையை நா மொட்டுகள் உணரும்படி பார்த்துக் கொள்ளுங்கள். துவர்ப்புச் சுவையும் இனிமையான ஆரோக்கியத்தை வழங்கும் எனும் பேருண்மையைப் புரிந்துகொள்வீர்கள்.

17

உணவியல் மாற்றம் நல்லதா?

'காலத்துக்கேற்ற உணவியல் மாற்றம்தான் நல்லது...'
'இல்லை... இல்லை... நாம் இருபத்தைந்து வருடங்களுக்கு முன்பு சாப்பிட்டுக்கொண்டிருந்த உணவு முறைதான் சிறந்தது' என்கிற ரீதியில் பல்வேறு விவாதங்கள் பொதுவெளியில் உலாவிக்கொண்டிருப்பதைப் பலரும் அறிந்திருக்கலாம்.

'மாற்றத்தால் ஆனது உலகம்' 'மாற்றத்திற்கு ஏற்ப பழகிக்கொள்ளுதல்' போன்ற தத்துவங்களும் இத்தருணத்தில் நினைவுக்கு வரலாம். நாம் வாழ்ந்த வருடங்களைத் திரும்பிப் பார்த்தாலே, பத்து ஆண்டுகளுக்கு ஒரு முறை ஏதாவது ஒரு மாற்றத்திற்கு நம்மை ஆயத்தப்படுத்திக் கொண்டிருப்போம். எடுத்துக்காட்டுக்கு நமது உணவியல்!

இந்த நூற்றாண்டின் தொடக்கத்தில் உங்கள் உணவியல் எப்படி இருந்தது? 2010 காலக்கட்டத்தில் எப்படி இருந்தது? இப்போதைய தசாப்தத்தில் எப்படி இருக்கிறது? சிந்தித்துப் பாருங்களேன்! உணவியல் சார்ந்து மிகப் பெரிய மாற்றங்களைச் சந்தித்து இருப்போம்!

குறிப்பாகக் கடந்த இருபது வருடங்களில்தான் உணவியலில் அசுர மாற்றத்தை சந்தித்துக் கொண்டிருக்கிறோம். உலகமயமாக்கலின்

தீவிரம் அதிகரித்த பிறகு, நாடுகளுக்கு இடையேயான தொடர்புகள் நெருக்கமானப் பிறகு, உணவியலில் மாற்றம் ஏற்படுவது பெருமளவில் அதிகரித்திருக்கிறது. புதுப்புது உணவுகள், புதுமையான சுவைக் கலவையில் உணவுகள், வசீகரமான வண்ணங்களில் உணவுகள்... என உணவு ரகங்களில் ஏற்படும் மாற்றங்களைக் கண்கூடாகப் பார்த்து வருகிறோம்.

உணவியல் சார்ந்து ஏற்படும் மாற்றங்கள் ஆரோக்கியத்தை மட்டுமே விதைக்குமாயின் எவ்விதப் பிரச்சினையும் இல்லை! ஆனால், சில உணவியல் மாற்றங்கள் நமக்குப் பாதிப்புகளையே அதிகமாகக் கொடுக்கிறதெனில், அந்த மாற்றம் ஆபத்தானதுதானே!

நவீன உணவியலில் இருக்கும் நல்ல விஷயங்களை எடுத்துக்கொண்டு, மீண்டும் இருபது ஆண்டுகளுக்கு முன்பிருந்த உணவியலையும் தூசித் தட்டுவது முக்கியம். மீண்டும் ஆரோக்கிய உணவியலுக்குத் திரும்பும் மாற்றமும் கடினம் ஒன்றுமில்லை!

காய்ச்சலுக்கு மிகச் சிறந்த ஊட்ட உணவு கஞ்சி! ஆனால், இப்போதெல்லாம் காய்ச்சல் ஏற்பட்டால் கஞ்சி அருந்தும் பழக்கம் மிகக் குறைவு!

'பஞ்சமுட்டி கஞ்சி' எனும் ரகம், நோயிலிருந்து மீண்டவர்களுக்கான மிக அற்புதமான பானம்! ஆனால், இன்றோ ஏறக்குறைய வழக்கொழிந்து போய்விட்டது. இப்படி நோய் நிலைகளிலும் நோயிலிருந்து மீண்டவர்களுக்குமான உணவுகளும் பானங்களுமே நம்மிடையே மிக அதிகமாக இருந்தன. காய்ச்சல் நேரத்தில் உடலுக்குத் தேவைப்படும் நுண்ணிய ஊட்டங்களைத் திசுக்களுக்குக் கொண்டுசேர்ப்பதில் கஞ்சியின் பங்கு மிக முக்கியமானது.

நமது நாட்டு சீதோஷ்ண நிலைக்குப் பொருந்தாத உணவுகளையும் விலக்கி வைப்பது நல்லது. வெயில் காலத்துக்குச் சில உணவுகள், குளிர்காலத்துக்குச் சில உணவுகள் என வகைமை பிரித்து சாப்பிட்டவர்கள்தாம் நாம்! ஆனால், இன்றோ கால பேதமின்றி உணவுகளைத் தேர்ந்தெடுக்கிறோம்.

வெயில் தகிக்கும் கோடைக் காலங்களில் வறட்சியை உண்டாக்கும் தின்பண்டங்களை எடுத்துக்கொள்வதாலும், குளிர்காலங்களில் வயது வித்தியாசமின்றி சில்லெனப் பருகப்படும் பன்னாட்டு குளிர்பானங்களாலும் உடலுக்கு பெரும் குழப்பம்தான் ஏற்படும். நவீன உணவியல் மாற்றத்தால்,

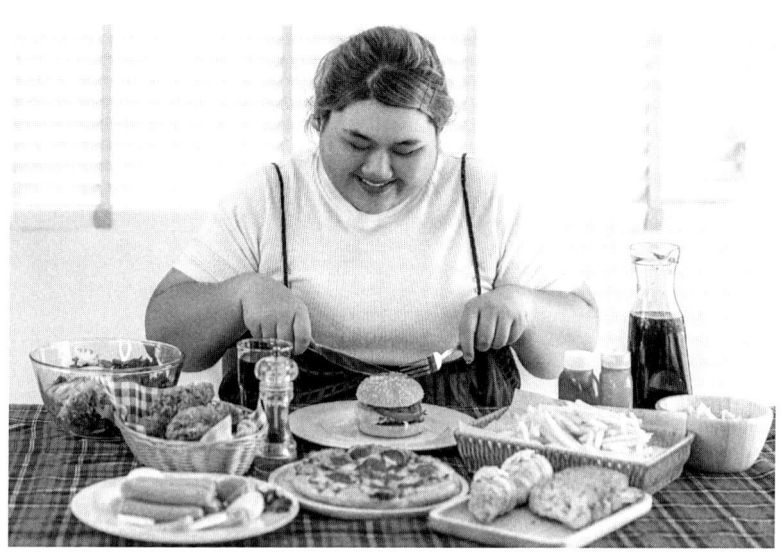

அனைத்து காலத்துக்கும் பொதுவான உணவு எனும் உணவுக் கட்டமைப்பு, நோய்களுக்கான ஆரம்பப் புள்ளியாகவே அமையும்!

செரிப்பதற்குக் கொஞ்சம் கூடுதல் நேரம் எடுத்துக்கொள்ளும் பீட்ஸா, பர்கர் ரகங்கள், இளைஞர்களின் உணவியலில் நீங்கா இடம்பிடித்திருக்கின்றன. தொடர்ந்து சாப்பிடும்போது, செரிமான சிக்கல்களுக்கே வழிவகுக்கும்.

மேலும், அதில் சேரும் உப உணவுப் பொருட்கள், கூடுதல் கலோரிகளையும் கொடுத்து, பாதிப்புகளுக்கு அடித்தளம் அமைக்கும். இவை போன்ற தின்பண்டங்களை எப்போதாவது எடுத்துக்கொள்ளும்போது பிரச்சினையில்லை. ஆனால், வாரத்தில் பல நாட்கள் தலையாய உணவாக இவை மாறும்போதுதான் ஆரோக்கியச் சிதைவு ஏற்படுகின்றன!

'இன்று காலை இடியாப்பமும் தேங்காய்ப் பாலும் சாப்பிட்டேன்...' என சொன்ன நிலை மாறி, 'காலை உணவாக இட்டாலியன் பீட்சாவும் மயோனைஸ் சாஸும் சாப்பிட்டேன்...' என்று சொல்லும் சூழலுக்குப் பலர் வந்திருப்பது ஆபத்தானதே!

முறையான உணவுகளைத் தேர்ந்தெடுப்பதிலும் நிறைய தவறுகளைச் செய்கிறோம். கூடவே அவ்வுணவுகளை எடுத்துக்கொள்ளும்

முறைமையிலும் மிகப்பெரும் தவறுகளைத் தொடர்ந்து செய்துவருகிறோம். இப்படி 'இரட்டை உணவியல்' தவறுகளைச் செய்யும்போது, தொடக்கத்தில் செரிமானத்தில் மெல்ல மெல்ல பிரச்சினைகள் உருவாகத் தொடங்கும்.

பிறகு, படிப்படியாகப் பல்வேறு பிரச்சினைகள் வரிசைக்கட்ட ஆரம்பிக்கும். இக்கட்டான காலக்கட்டத்தில் நிற்கிறோம் நாம்! அதாவது சரியான உணவுகளைத் தேர்ந்தெடுப்பதோடு, அவற்றைச் சரியாக எடுத்துக்கொள்ளும் நுணுக்கங்களையும் பின்பற்ற வேண்டும்.

எங்காவது பயணம் செல்லும்போது, அந்தந்தப் பகுதிகளில் உள்ள சிறப்பு உணவுகளைத் தாராளமாகச் சுவைக்கலாம். அந்த உணவுகள் உங்கள் உடலுக்கு நன்மை பயக்குமாயின் உங்கள் அடுப்பங்கறைக்குள் அனுமதி தாருங்கள். மாறாக, உங்கள் உடலுக்குத் தீங்கு விளைவிக்கும் என்று தோன்றினால், பயணத்தோடு அவ்வுணவுகளுக்குத் தடை விதிக்கலாம்.

சமீபமாகப் பிரச்சினை என்னவென்றால், எடுத்துக் கொள்ளும் உணவுகளால் உடலுக்கு நன்மை கிடைக்கிறதா? இல்லை, தீங்கு உண்டாகிறதா? என்பதைக் கண்டுபிடிப்பதில்கூட பலருக்கும் தெளிவில்லை!

ஓர் உணவை எடுத்துக்கொள்ளும் போது, உடனடியாகச் செரிமான சிக்கல் ஏற்படாமல் இருக்க வேண்டும் என்பது நல்லுணவுக்கான முதல் விதி! மேலும், அவ்வுணவால் பல நாட்கள் கழித்து எவ்வித பிரச்சினைகளும் வரக்கூடாது என்பது இரண்டாம் விதி! இந்த இரண்டு விதிகளின் சாரத்தையும் புரிந்துகொள்வது முக்கியம்.

உணவால் உடனடி பாதிப்பு எனில், செரிமானப் பிரச்சினை ஏற்பட்டு உணவின் தீமையைக் காட்டிக் கொடுத்துவிடும். இதை எளிதாகக் கண்டுபிடித்துவிடலாம். அதே வேளையில், பல நாட்கள் கழித்து குறிப்பிட்ட உணவால் உடலுக்குள் எவ்விதமான பாதிப்புகள் ஏற்படக்கூடும் எனும் தெளிவையும் அனைவரும் வளர்த்துக்கொள்வது அவசியம்.

உதாரணத்துக்கு, கெட்டுப்போன உணவையோ, கிருமித்தொற்று ஏற்பட்ட உணவையோ சாப்பிடுகிறோம் என்றால், அது உடனடியாகச் செரிமான தொந்தரவுகளைக் காட்டிவிடும். அது வாந்தியாகவோ, பேதியாகவோ, வயிற்று வலியாகவோ வெளிப்படும். அதுவே வறுத்த உணவுகளைத் தொடர்ந்து எடுத்துக்கொள்ளும்போது, ஆரம்பத்தில் எவ்விதமான அறிகுறிகளையும் காட்டாது. ஆனால், போகப் போக

'டிரைகிளிசரைடு' அளவை அதிகரிக்கச் செய்து, மாரடைப்பு அபாயத்தை அதிகரிக்கும். எனவே பொரித்த, வறுத்த உணவுகளைத் தவிர்க்க வேண்டியது அவசியம்.

உணவியல் சார்ந்து ஏற்படும் மாற்றங்களைக் கூர்ந்து கவனித்துக்கொண்டே இருங்கள். அதில் நம் உடலுக்கு நல்லது எது, தீயது எது என்பதைப் பகுத்தறிந்து அவற்றை உங்கள் உணவியலோடு பொருத்திக்கொண்டால், ஆரோக்கிய வாழ்வு சாத்தியம்! பாரம்பரியமாக நாம் பின்பற்றிய விஷயங்களை ஆய்ந்து கொஞ்சம் கூடுதலாகச் சேர்த்துக் கொண்டால் ஆரோக்கியத்திற்குப் பல வருடங்கள் கியாரண்டி!

18

அலுத்துப் போகாமல் சிறுதானியங்களைச் சாப்பிட வேண்டுமா?

சிறுதானியங்கள் குறித்த பேச்சு உடல் நலன் மீது அக்கறை கொள்பவர்கள் மத்தியில் பெருமளவில் அதிகரித்திருக்கிறது. பல்வேறு தொற்றா நோய்களைத் தடுப்பதற்கும், ஆரோக்கியமாக வாழ்வதற்கும் சிறுதானியங்கள் முக்கியமான ஆயுதங்கள் எனும் உண்மை பலருக்கும் தெரியத் தொடங்கி இருக்கிறது. ஆனால், சிறுதானியங்களை உட்கொள்ளும் முறை மற்றும் அதை முறையாகச் சமைக்கும் கலை பற்றி அனைவருக்கும் தெரிந்திருக்கிறதா என்றால் மிகப்பெரும் கேள்விக்குறி!

இன்னும் பலருக்குச் சிறுதானியங்கள் குறித்த புரிதல் குறைவாக இருப்பதன் காரணமாகக் கூடுதல் விழிப்புணர்வு ஏற்படுத்த வேண்டிய கட்டாயத்திலும் இருக்கிறோம்.

சிறுதானியங்களை அறிந்தவர்களுக்கு அவற்றைப் பயன்படுத்தும் முறைமைகளையும், சிறுதானியங்கள் குறித்த புரிதல் குறைவாக இருப்பவர்களுக்கு அதன் முக்கியத்துவத்தையும் விளக்கப்போகிறது இந்தப் பகுதி!

குழந்தைகள் புதியதாக ஒரு பொருளைப் பார்த்ததும் அடம்பிடித்து வாங்கிச்சென்று, சில முறை பயன்படுத்திவிட்டு ஓரம் கட்டுவதைப்போல, சிறுதானியங்களைப் பலரும் பயன்படுத்துகின்றனர்.

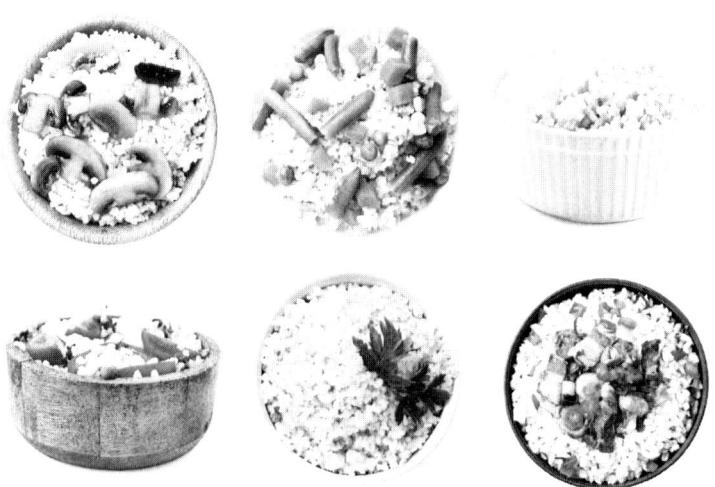

ஆசைக்கு வாங்கிச் சென்று ஒரு முறை சமைத்துவிட்டு, மீதம் இருக்கும் சிறுதானியத்தைப் பயன்படுத்தாமல் இருப்பவர்கள் பலர். சிறுதானியங்களை எப்படி, எந்தப் பதத்தில் சமைக்க வேண்டும் என்ற தெளிவும் பலரிடம் இருப்பதில்லை. சுவையும் பதமும் கொஞ்சம் பிசகும்போது, மொத்த சிறுதானிய உணவுகளின் மீதும் வெறுப்புணர்வு ஏற்படத் தொடங்கிவிடுகிறது.

சரியாகச் சிறுதானியங்களைப் பயன்படுத்தத் தெரியவில்லை என்றால், 'இந்தச் சிறுதானிய உணவு ரொம்ப கொழஞ்சி இருக்கு... மென்று சாப்பிடவே கஷ்டமா இருக்கு... டேஸ்ட் கம்மி... ஏதோ வித்தியாசமான நிறத்துல இருக்கு...' என்ற வகையில் அங்கலாய்ப்புகள் ஏற்படத் தொடங்கி சிறுதானியங்களை ஓரம் கட்டத் தொடங்கிவிடுகிறோம்.

ஏற்கெனவே அவற்றை வெறுத்து ஒதுக்கியதன் விளைவைத்தான், நோய்களின் வடிவாகவும், சத்துப் பற்றாக்குறையாகவும் இப்போது சந்தித்துக் கொண்டிருக்கிறோம். ஆகவே, மீண்டும் அந்தத் தவற்றைச் செய்யாமல், சிறுதானியங்களை எப்படி முறையாக உபயோக்கிக்க வேண்டும் என்ற தெளிவோடு அவற்றை அணுகினால் பலன்கள் நிச்சயம்!

எப்படிச் சாப்பிடலாம்?

'நான் சிறுதானியங்களுக்கு உடனடியாக மாறப்போகிறேன்...' என்று குதூகலத்தோடு தொடங்கிவிட்டு, அடுத்த சில நாட்களிலேயே அந்த

உற்சாகத்தை இழந்துவிடக் கூடாது.

இதுவரை சிறுதானியங்களையே சாப்பிடாதவர்கள், வாரத்தில் சில வேளைகள் எனத் தொடங்கி, படிப்படியாகச் சிறுதானியங்களை அன்போடு வரவேற்கலாம். போகப்போகத் தினமும் சிறு அளவிலாவது சிறுதானியங்களைச் சாப்பிடத் தொடங்கலாம். பல்வேறு வடிவங்களில் சிறுதானியங்களைச் சமைத்துச் சாப்பிட முடியும். சிறுதானியங்களைச் சமைக்கும் முறைகளை அனுபவம் உள்ளவர்களிடம் கேட்டு அறிந்துகொண்டு பயன்படுத்தத் தொடங்குவது கூடுதல் சிறப்பு!

தகுதி வாய்ந்த காணொளிகளைப் பார்த்து சிறுதானிய சமையல் நுணுக்கங்களைத் தெரிந்துகொள்ளலாம். அதாவது, சரியாக உபயோகிக்கத் தெரியாமல், சிறுதானியங்களைப் புறந்தள்ளிவிடக் கூடாது என்பதற்காக மட்டுமே இவ்வளவு மெனக்கெடல்!

சிறுதானியங்களின் முக்கியத்துவம்தான் என்ன?

நமது உணவு முறையை மாற்ற எத்தனிக்காவிட்டால், புதுப்புது நோய்கள் நம் உடம்பிற்குள் அடைக்கலம் தேடத் தொடங்கிவிடும் என்பது மட்டும் பேருண்மை. பீட்ஸா, பர்கர், நூடுல்ஸ், மைதா நிறைந்த உணவு வகைகள் என உடலுக்குக் கேடு விளைவிக்கும் உணவுப் பண்டங்களோடு மட்டுமே அதிகளவில் புழங்கும் பலர், இனியாவது சிறுதானியங்களின் பக்கம் பார்வையைத் திருப்புவது அவசியம்!

உடல் பருமன், அதி குருதி அழுத்தம், சர்க்கரை நோய் எனப் பிரச்சினைகள் படை எடுத்துக் கொண்டிருக்கின்றன. வருங்காலத் தலைமுறையைக் காப்பாற்ற சிறுதானிய உணவு வகைகளுக்கு நாம் மாறுவது அவசியம்.

சத்துக் களஞ்சியம்

கம்பு, கேழ்வரகு, சாமை, தினை, குதிரைவாலி, வரகு, சோளம் என நோய்களை எதிர்க்க மற்றும் வராமல் தடுக்கும் ஆற்றல் கொண்ட பெரும் படை சிறுதானியங்கள். இவற்றை கூழ், அடை, உப்புமா, பொங்கல், சாறு, பாயாசம், தோசை, இட்லி எனப் பல்வேறு பரிமாணங்களில் நம் வசதிக்கேற்ப செய்து சாப்பிடலாம். சத்துக்களின் மொத்த உருவமும் இவற்றில் ஒளிந்து நமக்காக காத்துக் கொண்டிருக்கின்றன!

உடல் திண்மைக்கு

பால் மற்றும் முட்டையில் இருப்பதைவிட, கேழ்வரகில் அதிகளவில்

சுண்ணச்சத்து இருக்கிறது. நாள் முழுக்க பலத்தைக் கொடுக்கும் ஆற்றல் கேழ்வரகிற்கு உண்டு!

இன்றும் கிராமத்து விவசாயிகளின் பிரதான உணவு கம்பும் கேழ்வரகுமே! விவசாயிகளின் திடமான உடற்கட்டிற்குக் காரணம், அவர்களின் உழைப்போடு சேர்த்து, சிறுதானிய உணவு வகைகளுக்கும் பெரிய பங்குண்டு.

சர்க்கரை நோயாளிகளுக்கானவை சிறுதானியங்கள்... தாது உப்புக்கள் அனைத்தையும் தேவையான அளவிற்கு கொண்டுள்ளன சிறுதானியங்கள். நார்ச்சத்து நிறைந்திருப்பதால், மலச்சிக்கலுக்குத் தீர்வாகும். பெண்களுக்கு ஏற்படும் மாதவிடாய் கோளாறுகள் நீங்கும். உடற் பருமன் ஏற்படாமல் பார்த்துக்கொள்ளும்.

குழந்தைகளுக்கு...

குழந்தைகளுக்குச் சிறுதானிய உணவுகளை பெற்றோர்கள் அறிமுகப்படுத்த வேண்டியது அவசியம். நீங்கள் கொடுக்கும் பதப்படுத்தப்பட்ட சத்துப் பவுடர்களைவிட, சிறுதானிய உணவுகளில் சத்துகள் பொதிந்து கிடக்கின்றன!

மாலையில் சிற்றுண்டியாகவும் சிறுதானிய உணவுகளைக் குழந்தைகளுக்கு வழங்கலாம். பாக்கெட்களில் அடைக்கப்பட்ட நொறுவைகளுக்குத் தடை விதித்து, சாமையையும் தினையையும் பிள்ளைகளுக்கு அள்ளிக் கொடுங்கள் ஆரோக்கியமான சிறார் குழுமம் நம் கண்முன்னே உருவாகும்.

உடலை வளர்க்க நம் முந்தைய தலைமுறையின் முதல் தேர்வு இயற்கையில் விளைந்த சிறுதானியங்களே! முக்கியமாக இவற்றின் வளர்ச்சிக்குப் பூச்சிக்கொல்லி மருந்துகளின் ஆதரவோ, செயற்கை ரசாயனங்களின் உதவியோ தேவையில்லை என்பது மகிழ்ச்சியான செய்தி.

இனிதாக வாழ சிறுதானிய உணவுகளை நமது இல்லங்களுக்குள் சிவப்புக் கம்பளம் விரித்து வரவேற்போம்!

19

பாரம்பரிய பானங்கள் - 'மறக்க மனம் கூடுதில்லையே!'

முந்தைய தலைமுறையில் வீட்டுக்கு வெளியிலோ அல்லது பின்புறத்திலோ பெரும் கழனிப்பானைகள் அமைதியாக வீற்றிருக்கும். மீதியாகும் உணவுச் சேகரங்கள் அதில் சேர்க்கப்பட்டு அன்றோ அல்லது மறுநாளோ வாய் இல்லா ஜீவன்களுக்கு உணவாக வழங்கப்படும். மீதமிருக்கும் உணவுகள் மீண்டும் நமது இரைப்பைக்குள் செல்வதற்கான வாய்ப்புகள் மிக மிகக் குறைவாகவே இருந்தது!

இன்றோ வண்ணமயமான பிரம்மாண்ட கழனிப்பானைகள், அதாவது, குளிர்சாதனப்பெட்டிகள் செவ்வக வடிவப் பெட்டிகளாகச் சமையலறைகளில் கம்பீரமாக நின்று கொண்டிருக்கின்றன!

எஞ்சும் உணவுகளுக்கு அதில் அடைக்கலம் தரப்பட்டு எத்தனை நாட்கள்தாம் என்ற கணக்கு வழக்கில்லாமல் திரும்ப திரும்ப சூடாக்கி உணவாகப் பயன்படுத்தும் சூழல்தான் இப்போது!

கழனிப் பானைகளுக்குச் செல்லவேண்டிய உணவுகள் எல்லாம் மறுநாள் சாப்பிடப்படுவதற்காகக் குளிர்சாதனப் பெட்டிக்குள் உற்சாகமாக நுழைகின்றன! மறுநாள் அல்லது சில நாட்கள் கழித்து, நமது அகப்பைக்குள் நுழைகின்றன!

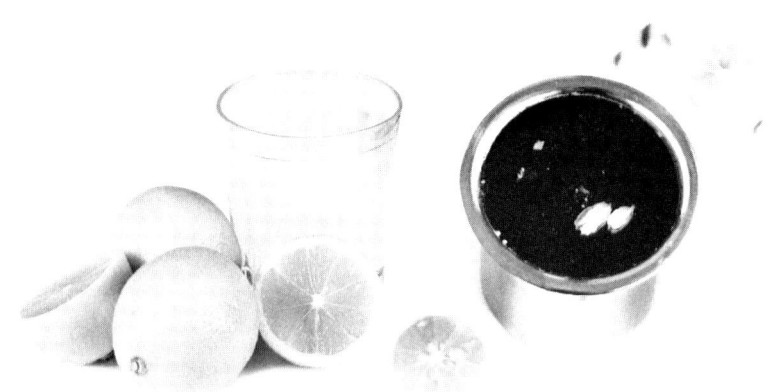

நாம் மறந்த பாரம்பரிய பானங்கள்

குளிர்சாதனப் பெட்டியில் உணவுகளின் ஆதிக்கம் மட்டுமல்லாமல், குடிக்கும் தண்ணீர் தொடங்கி வண்ண வண்ண குளிர்பானங்கள் வரை ஆதிக்கம் செலுத்துகின்றன! குளிர்சாதனப் பெட்டியின் வருகையின் காரணமாக நாம் இழந்த முக்கியமான விஷயம் என்ன தெரியுமா? நமது பாரம்பரிய பானங்கள்!

வேனில் காலத்தில் நமது நீரிழப்பைத் தடுத்து ஊட்டங்களைக் கொடுத்த பாரம்பரிய பானங்களைப் பருகும் பழக்கத்தைத் தொண்ணூறு சதவீதம் கைவிட்டுவிட்டோம் நாம்!

தொண்ணூறுகளில் கலர் கலர் பன்னாட்டு குளிர்பானங்களின் விற்பனையைப் பெருக்க, திரும்பும் இடமெங்கும் விளம்பரப் பதாகைகள்... மளிகைக் கடைகள் தோறும் குளிர்சாதனப் பெட்டியில் பன்னாட்டு குளிர்பானங்கள் காட்சிக்கொடுக்கத் தொடங்கின! பிறகு காலப்போக்கில் இல்லங்களிலும் குளிர்சாதனப் பெட்டியோடு சேர்ந்து பன்னாட்டு குளிர்பானங்களும் தஞ்சமடையத் தொடங்கின! ஒரு வீட்டிலிருக்கும் குளிர்சாதனப் பெட்டியின் கதவைத் திறந்தால், கால் லிட்டர், அரை லிட்டர், ஒரு லிட்டர் கணக்கில் புட்டி புட்டியாகப் பன்னாட்டு குளிர்பானங்கள் கதவில் ஒய்யாரமாகச் சாய்ந்து கொண்டிருப்பதைப் பார்க்கத் தொடங்கினோம்!

செரிமானத்தைத் துரிதப்படுத்த ஒரு பானம்... வெயில் காலத்தைக் குளுமையாக்க ஒரு பானம்... வீட்டுக்கு வரும் விருந்தினர்களை உபசரிக்க

ஒரு பானம்... எனப் பலரும் வகை பிரித்து மகிழ்ச்சி அடைகிறார்கள்!

அப்பன்னாட்டு குளிர்பானங்கள் கொடுக்கும் கலோரிகளின் எண்ணிக்கை எவ்வளவு தெரியுமா? சேர்க்கப்பட்ட செயற்கை சுவையூட்டிகள் பற்றி புரியுமா? சர்க்கரையின் தாக்கம் குறித்துதான் தெரியுமா? தொடர்ந்து அவற்றைப் பருகுவதால் உண்டாகும் பாதிப்புகள் பற்றிய சிந்தனை இருக்கிறதா?

இப்படி எவ்வித அடிப்படையுமின்றி சமீபமாகப் பன்னாட்டு குளிர்பானங்களுக்குப் பெருமளவில் ஆதரவு கொடுக்கத் தொடங்கிவிட்டோம்!

ஒரு காலத்தில் விருந்தினர்களுக்கு எலுமிச்சை சாறு அல்லது பானகம் கொடுத்து உபசரித்த மரபுதானே நம்முடையது! ஆனால், இப்போதெல்லாம் கருத்த நிறத்தில் ஒரு பானத்தைக் கொடுத்து வரவேற்றால்தான் மரியாதை எனும் மாயை பலருக்கும் ஏற்பட்டிருக்கிறது.

பன்னாட்டு குளிர்பானங்களின் தீமையை அறிந்த சிலரோ, 'இந்த பானம் வேண்டாம் தண்ணீர் மட்டும் போதும்...' என்று சொல்லும் நிகழ்வுகளும் சில இடங்களில் அரங்கேறுவது ஆறுதல்!

பானகமும் நன்னாரி சர்பத்தும்

புளி, வெல்லம், ஏலக்காய், சீரகம், இஞ்சி சேர்த்து தயாரிக்கப்பட்டு, மண் குடுவையில் சேமிக்கப்பட்டு, பருகும்போதே சுவை மற்றும் குளிர்ச்சியைக் குழைத்து உணவுக் குழாயினுள் அனுப்பும் பானகத்துக்கு நிகராகப் பன்னாட்டு குளிர்பானங்கள் நிற்க முடியுமா?

நன்னாரி வேரை ஊறவைத்து கிடைத்த நீரில் எலுமிச்சை சாறு கலந்து வழங்கப்படும் குளுகுளு பானத்தின் சுவையை உணர்ந்தவர்கள் பாரம்பரிய பானத்தின் பெருமையை நன்கறிவார்கள்!

பாட்டில் பானங்களும் பழங்களும்!

குளிர்ச்சி என்றாலே குளிர்சாதனப் பெட்டியில் வைக்கப்பட்ட பன்னாட்டு குளிர்பானங்களால் மட்டும்தான் வழங்க முடியும் என்னும் தவறான சிந்தனையை மாற்ற முயற்சி செய்ய வேண்டும்.

'பழங்களின் சாறு' என்று புட்டியில் அடைக்கப்பட்டு விற்பனை செய்யப்படும் குளிர்பானங்களுக்கும், அதே பழத்தை முழுமையாக அடித்து பருகப்படும் பானத்துக்கும் உள்ள வித்தியாசத்தை உணர்ந்திருக்கிறீர்களா?

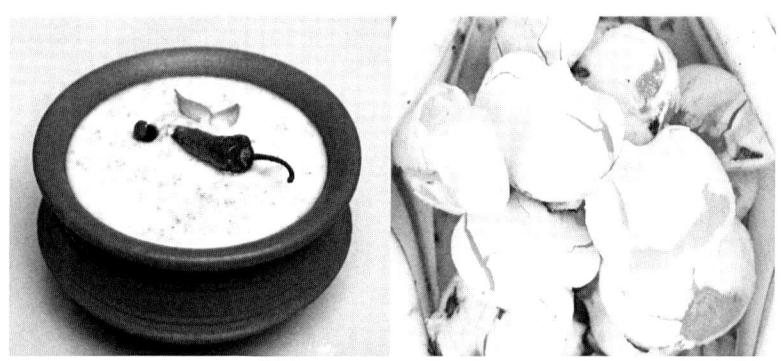

பழச்சாறை ஏந்திக்கொண்டிருக்கும் புட்டியில் அச்சிடப்பட்டிருக்கும் விஷயங்களையும் கொஞ்சம் படித்துப் பாருங்கள்! சில உண்மைகள் புரிய வரும்.

பழப் பிரியர்கள் எங்கே?

வெயில் காலத்தில் பான வகைகள் முக்கியம்! அதில் பழ பானங்களைத் தேர்ந்தெடுப்பதாக இருப்பின், பழங்களை வைத்து தயாரிக்கப்படும் பானங்களுக்கு முன்னுரிமை கொடுங்கள்!

அதிலும் சர்க்கரைக்குப் பதிலாகத் தேவைப்படின் நாட்டுச் சர்க்கரையைச் சேர்த்துக்கொள்ளுங்கள். நேரடியான பழ பானங்கள் உடலுக்குத் தேவையான நீரூட்டத்தையும், நுண் சத்துகளின் ஊட்டத்தையும், வெயிலுக்கு ஏற்ற குளிர்ச்சியையும் சமரசமின்றி வழங்கும்! தற்போது பழங்களைச் சாப்பிட விரும்பும் 'பழப் பிரியர்களின்' எண்ணிக்கையும் குறைந்து வருவது வேதனை!

நலம் தரும் நம் நாட்டு பானங்கள்

குளிர்சாதனப் பெட்டியின் ஆதரவே தேவைப்படாத குளிர்ச்சிமிக்க கம்பங் கூழ், கேழ்வரகுக் கூழ், வெப்பத்தைக் குறைக்கும் கரும்புச் சாறு, பதநீர், இளநீர், நுங்கு சர்பத், வெந்தய நீர்... நீரிழப்பால் இழந்த ஊட்டங்களை வழங்க எலுமிச்சை, சாத்துக்குடி போன்ற பழச்சாறுகள், குடலில் நலம் கொடுக்கும் கிருமிகளை அதிகரிக்க உதவும் நீர் மோர், கருப்பட்டி கரைத்த நீர், கற்றாழை பானம், பானகம், நீராகாராம்... இப்படி இயற்கையான பானங்களை வரிசைக் கட்டிக்கொண்டே போகலாம்!

குளிர்சாதனப் பெட்டியின் உதவியே தேவைப்படாத எத்தனை பானங்கள் நம்மிடம் இருக்கின்றன. இப்படியான பாரம்பரிய பானங்களைப் பயன்படுத்தும் எண்ணம் மீண்டும் அதிகரிக்க வேண்டும்!

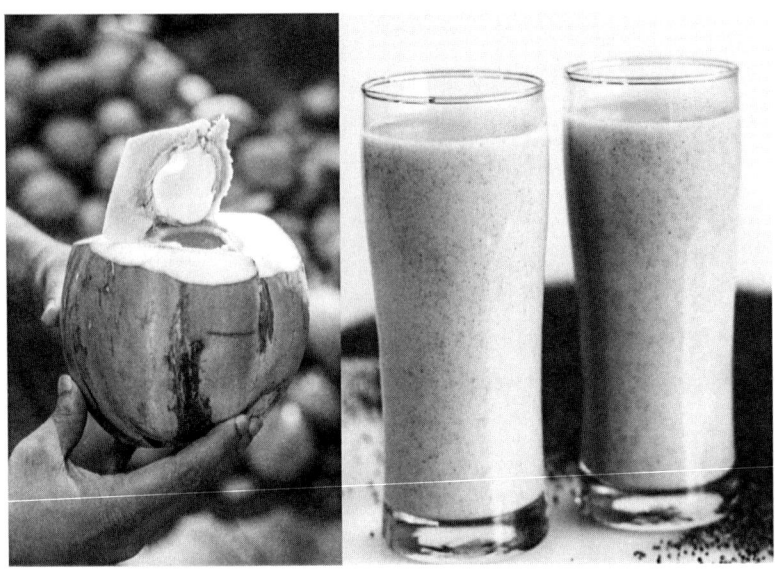

மண்பானை நீரில் வெட்டிவேர், நெல்லிவற்றல், தேற்றான் கொட்டை, நன்னாரி வேர், சீரகம் சேர்ந்த மூலிகை முடிப்பைப் போட்டு, சில மணி நேரங்கள் ஊறவைத்து, பானையிலிருந்து குவளையின் மூலம் தண்ணீர் எடுத்துப் பருக, 'நீருக்கும் சுவையும் மணமும் கிடைத்துவிட்டதோ' என்று தோன்றும்!

அப்போதைய வேனிற் காலங்களில் பெரும்பாலான இல்லங்களில் இந்த மண்பானை மூலிகைக் குடிநீர் கிடைக்கும். மீண்டும் மண்பானையை வீட்டுக்குள் அழைக்கலாமே! பக்கவிளைவோடு குளிர்சாதனப் பெட்டியில் வைக்கப்பட்ட தண்ணீர் கொடுக்கும் ஆனந்தத்துக்கு இணையாகப் பக்கவிளைவில்லாமல், வெயில் காலத்தில் நாம் தேடும் குளிர்ச்சியை மண்பானையில் வைக்கப்பட்ட தண்ணீர் வழங்கும்!

வேனில் காலத்தில் ஏற்படும் அதீத தண்ணீர் தாகத்தைத் தணித்துக்கொள்ள, பிரிட்ஜில் புட்டி புட்டியாகச் சேகரித்து வைக்கப் பட்டிருக்கும் ஐஸ் வாட்டரைத்தான் தேடிப் பிடிக்கின்றன கைகள்!

பற்களைக் கூசச் செய்வதோடு, தொண்டைக் கரகரப்பு, சளி, இருமல் போன்ற கபம் சார்ந்த நோய்களை உண்டாக்குவதில் ஃபிரிட்ஜில் அடைக்கப்பட்ட ஐஸ் வாட்டர் முக்கிய பங்காற்றுகிறது.

ஆரோக்கிய உறுதிமொழி ஏற்போமா?

எக்காரணத்தைக் கொண்டும் ஃபிரிட்ஜில் வைக்கப்பட்ட குளிர்ந்த நீரைப் பருகும் பழக்கத்தைச் சிறுவர்களிடம் ஊக்கப்படுத்தாதீர்கள்!

'ஃபிரிட்ஜுக்குள் தண்ணீரே வைப்பதில்லை...' என்று உறுதி எடுத்துக் கொண்டால் யாருக்கும் பிரச்சினையில்லை! 'எனக்கு வெயில் காலம் வந்துட்டாலே, ஃபிரிட்ஜ் வாட்டரைக் குடிச்சாதான் தாகம் அடங்கும்...' என்று பெருமைப்பட்டுக் கொண்டால், "உங்கள் குழந்தைகளின் ஆரோக்கியத்தைக் கெடுக்கும் பெற்றோர் நீங்கள்..." என்பதை எழுதி வைத்துக் கொள்ளுங்கள்!

இளம் வயதிலேயே பற்களில் கூச்சம், சொத்தை ஏற்படுவதற்குச் சில்லென சாப்பிடப்படும் ஐஸ்கிரீம்களும், பற்களில் ஒட்டும் தன்மையுடைய சாக்லேட்கள் மட்டுமே காரணமல்ல; அளவுக்கு மீறி சில்லெனப் பருகப்படும் ஃபிரிட்ஜில் வைக்கப்பட்ட குளிர்ந்த நீரும் ஒரு காரணம், கவனம்!

'ஃபிரிட்ஜுக்குள் வைக்கப்படும் பானங்களை எப்போதும் பருகுவதுமில்லை; எங்கள் வீட்டு ஃபிரிட்ஜுக்குள் பன்னாட்டு குளிர்பானங்களை வைப்பதுமில்லை...' என்று குடும்பம் சகிதமாக உறுதி எடுத்துக்கொண்டால், ஆரோக்கியம் உங்கள் வாழ்வில் சில்லெனப் பரவும்!

காலை உணவாக நீராகாரம் / பானகம்... பதினொரு மணி அளவில் கரும்புச் சாறு / எலுமிச்சை சாறு / கம்பங் கூழ்... மதிய உணவுக்குப் பிறகு சில்லெனும் மோர்... நான்கு மணி அளவில் பழச்சாறு ரகங்கள்... இப்படி தினம் தினம் பாரம்பரிய பானங்களின் ஆதரவை நாடினால் கோடையும் குளிர்ச்சியைப் பரப்பும்!

20

உணவு அறிவியல் - சித்திரை சீசன் சிக்கல்கள்!

நம்மைச் சுற்றி நடக்கும் இயற்கையின் அதிசயங்களைக் கூர்ந்து கவனித்தாலே போதும். நம் உடல் நலனுக்குத் தேவையான விஷயங்கள் அனைத்தையும் பட்டவர்த்தனமாக வெளிப்படுத்திவிடும் இயற்கை!

ஆனால், இயற்கையை ரசிக்கக்கூட நேரமில்லாமல், நமது உடல்மீது அக்கறை கொள்ளாமல், நாம் சாப்பிடும் உணவுகள் குறித்த தெளிவு இல்லாமல், முறையான வாழ்வியல் சார்ந்த சிந்தனையில்லாமல் ஓடிக்கொண்டே இருக்கிறோம்.

இதன் காரணமாகக் கணக்கிலடங்காத நோய்கள் ஒரு மனிதருக்குள் குடியிருக்கத் தொடங்கிவிட்டன! மீண்டும் இயற்கையோடு இயைந்த வாழ்வியலைப் பின்பற்ற நாம் முயற்சி செய்யாவிட்டால், கடுமையான விளைவுகளைச் சந்திக்க நேரிடும்!

அந்த முயற்சியின் தொடக்கமாகப் பருவகாலத்திற்கேற்ப இயற்கை வெளிப்படுத்தும் நுண்ணிய மாறுதல்களை அவதானித்து அதற்கேற்ப நமது உணவியலை அமைத்துக்கொள்வோமா!

கார்காலம்... கூதிர்காலம் என ஆறு பெரும் பருவங்களுக்கும் ஏற்ப

இயற்கை வழங்கும் உணவுப் பொருட்களை அந்தந்த பருவங்களில் திட்டமிட்டு உணவு முறைக்குள் சேர்த்துக்கொண்டால், எந்தவித உடல் நலம் சார்ந்த பிரச்சினைகளும் இல்லாமல் மகிழ்ச்சியாக ஒவ்வொரு பருவத்தையும் ரசித்துக்கொண்டே கடக்க முடியும்.

தொடங்க இருக்கும் சித்திரை மாதம் இளவேனிற் காலத்திற்குச் சொந்தமானது. இக்காலத்தில் நம்மைச் சுற்றி நடக்கும் மாற்றங்களை அழகாகப் பட்டியலிடுகிறது சித்த மருத்துவம்.

அதாவது கிளி, நாகணவாய் (மைனா), அன்றில், குயில் போன்ற பறவைகள் குதூகலமடையும். தென்றல் காற்று வீசும். வேம்பு, மகிழ், புன்னை, செண்பகம் போன்ற தாவரங்கள் மலர்களை அவிழ்க்கும் என இயற்கையின் அற்புதங்களைத் தெளிவாகச் சுட்டிக்காட்டுகிறது.

குறிப்பிட்ட பருவக் காலத்தில் எப்படி நம்மைச் சுற்றி மாற்றங்கள் நிகழ்கின்றனவோ, அதைப்போலவே, நமது உடலும் ஒவ்வொரு பருவக் காலத்திலும் பல்வேறு மாற்றங்களுக்கு ஆட்படும்!

அதாவது, 'அண்டத்தில் உள்ளதே பிண்டத்தில்...' எனும் கோட்பாட்டினை இங்குப் பொருத்திப் பார்க்கலாம். புறச்சூழலுக்கு ஏற்ப நமது உடலை தகவமைத்துக்கொள்ள, பருவ காலத்திற்கேற்ற உணவியல், அதிமுக்கியத்துவம் பெறுகிறது. இளவேனிற் காலத்திற்கேற்ற உணவியலை மீண்டும் தூசி தட்டுவோமா!

அத்திக்காய்... காய்... காய்!

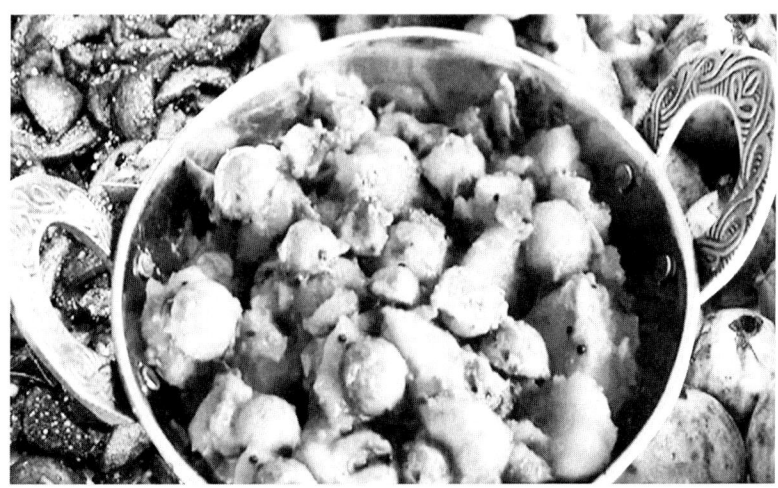

அத்திக் காய்கள் அதிகம் காய்த்து குலுங்கும் காலம் இப்போது. அத்திகாய்ப் பொரியல் அல்லது அத்திக்காய் கூட்டு பல வீட்டு சமையலறைகளில் தயாராவதைப் பாரம்பரியமிக்க கிராமங்களில் இன்றும் பார்க்கமுடியும்.

துவர்ப்புச் சுவையுடைய அத்திக்காய், இக்காலத்தில் சோர்ந்திருக்கும் உடலுக்கு போஷணையைக் கொடுப்பதோடு, சுவைத் தத்துவ அடிப்படையிலும் உடலுக்குப் பலம் கொடுக்கும்.

தனது மலர்களின் மூலம் பிரத்யேக வாசனையையும் மருத்துவக் குணங்களையும் அள்ளிக் கொடுக்கும் வேம்பு! வேப்பம் பூக்களோடு இப்பருவத்தில் அதிகம் விளையக்கூடிய மாங்காயையும் இணைத்து வெல்லம் சேர்த்து பருவகால நோய்களை விரட்டும் ஒரு மருத்துவ உணவைத் தயாரிக்கலாம்.

சித்திரைத் திருநாளன்று வசந்த காலம் வருவதை வரவேற்கும் விதமாக 'வேப்பம்பூ பச்சடி' செய்து சாப்பிடுவது காலம்காலமாக நம்மிடம் இருக்கும் பாரம்பரிய நடைமுறை.

வேப்பம்பூ பச்சடி

வெல்லத்தைத் தூளாக்கி அரை டம்ளர் தண்ணீரில் கரைத்துக் கொள்ளவும். அதில் ஒரு கைப்பிடி அளவு வேப்பம் பூக்களையும் சீவல்களைப்போல நறுக்கிவைத்த மாங்காயையும் சேர்க்கவும். இந்த மூன்றையும் நன்கு கலக்கி, தேவையான அளவு உப்பு, மிளகாய்த்தூள்

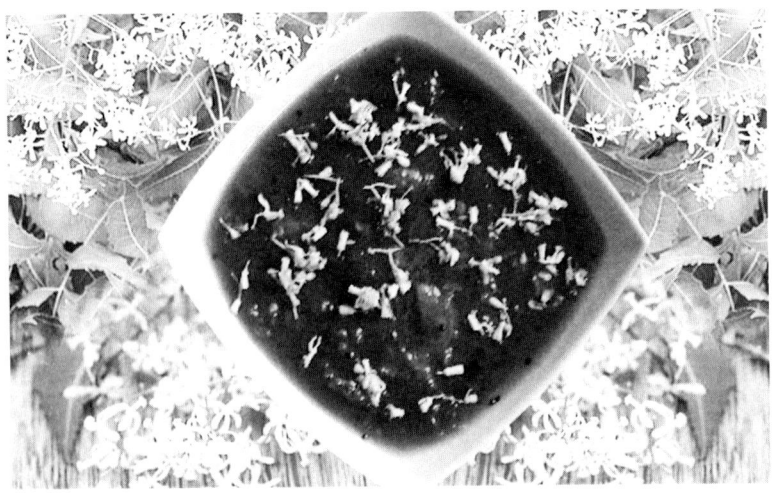

சேர்க்கவும். சில நிமிடங்களில் மருத்துவ உணவாகத் தயாரான வேப்பம்பூ பச்சடி, பசுமையாக உங்களைப் பார்த்து கண்சிமிட்டும்!

இந்த வேப்பம்பூ பச்சடி பல்வேறு நலக்கூறுகளை உள்ளடக்கியது. இதற்கு இணையாக 'வேப்பம்பூ ரசமும்' சித்திரை மாத உணவியலில் இடம்பிடிக்கிறது.

தயிருடன் வெங்காயத் துருவல் கலந்து வெங்காயப் பச்சடி தயாரிக்கலாம். பிஞ்சு வெள்ளரிக் காய்களை மிகமிக நுண்ணியதாக வெட்டி, தயிருடன் கலந்தால் வெள்ளரிப் பச்சடி ரெடி. வெயில் காலங்களில் அதிகமாகத் தயாரிக்கப்படும் பச்சடி ரகங்களின் அடிப்படை குணம் வெப்பத்தைக் குறைப்பதாகத்தான் இருக்கும்.

பச்சடி என்பது அடுப்பில் வேகவைத்த உணவு அல்ல; நறுக்கிய சுத்தமான காய்கீரை வகைகளை அதன் பசுமைத்தன்மை மாறாமல் உணவாக மாற்றும் உன்னதக் கலை.

வேனிற்காலங்களில் தயாரிக்கப்படும் பச்சடிகளில் சேர்க்கப்படும் மோர் / தயிர் வெப்பத்தைத் தடுப்பதோடு, செரிமானத்தையும் முடுக்கிவிடுவதற்கான உணவு ஏற்பாடு.

கோடையின் மிகச் சிறப்பான உணவு நீராகாரம்

இரவு மீந்த சாதத்தில் தண்ணீர் ஊற்றி வைத்து, மறுநாள் காலையில் அந்தத் தண்ணீரை மட்டும் இறுத்தோ அல்லது சாதத்தை அந்த தண்ணீருடன் சேர்த்துப் பிசைந்தோ தேவையான உப்பு சேர்த்தால் குளுமையான நீராகாரம் தயார்.

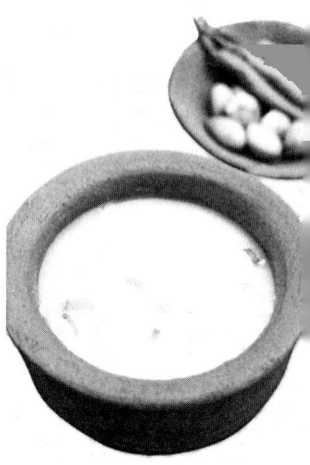

புறச்சூழலைப் பொறுத்து மோர் சேர்க்கலாம். இதற்கு தொடு உணவாகச் சின்ன வெங்காயம், நெல்லிக்காய் ஊறுகாய், சுண்டைவற்றல் பயன்படுத்தினால் நீராகாரம் அமிர்தமாக இனிப்பதோடு உடலுக்கு சில்லெனும் குளிர்ச்சியையும் வழங்கும். ப்ரோபையாடிக் பாக்டீரியாக்களை எக்கச்சக்கமாகக் கொண்டிருக்கும் நீராகாரம், குடல்பகுதியில் நலம் பயக்கும் நுண்கிருமிகளை அதிகப்படுத்தி, நோய் எதிர்க்கும் கட்டமைப்பை மேம்படுத்தும்.

பித்தம் போக்கும் பானகம்

எலுமிச்சை சாறு கலந்த தண்ணீரில், பனைவெல்லம் கரைத்து அதில் அதிமதுரம், ஏலக்காய், கொஞ்சம் மாங்காய் துண்டுகள் சேர்த்து நன்றாக கலக்கி தயாரிக்கப்படும் பானகம், வெப்ப காலத்திற்கான நமது பாரம்பரிய பானம். இதில் சேர்க்கப்படும் கூறுகளுக்குப் பித்தத்தைச் சமன்படுத்தும் சக்தி இருப்பதோடு, செரிமானம் சார்ந்த அனைத்து உபாதைகளையும் போக்கும் வலிமை உண்டு!

சிறுதானியங்களில் தயாராகும் கூழ் ரகங்கள் இந்த பருவத்திற்கு ஏற்றது. குறிப்பாக மோர் சேர்த்து தயாரிக்கப்படும் கம்பங் கூழ், இன்ஸ்டண்ட் ஆற்றலைத் தருவதோடு, குளிர்ச்சியைக் கொடுக்கும். இதற்குத் தொடுகையாக மோரில் ஊறிய மிளகாயும் சின்ன வெங்காயமும் போதும்! பல நாள் அதன் ருசி நாவில் ஊறும்!

இயற்கை நியமித்த மருத்துவர்கள்

கோடையைச் சமாளிக்க இளநீரையும் நுங்கையும் சிறப்பு மருத்துவர்களாக நியமித்திருக்கிறது இயற்கை. அதிகளவு வியர்வையால் ஏற்படும் நீரிழப்பை ஈடு செய்து, இழந்த நுண்சத்துக்களைப் பருகிய அடுத்த நொடியே இளநீர் வழங்கும். உள்ளிருக்கும் வழுக்கையிலும் குளிர்ச்சிக்குப் பஞ்சமில்லை. வேனிற்காலத்தில் அதிகமாகக் கிடைக்கும் பனைபடு பொருளான நுங்கின் வெப்பம் போக்கும் குணம் குறித்து சொல்லித் தெரியவேண்டியதில்லை!

உடலின் நீர்த்துவத்திற்கு உதவும் பீர்க்கு, புடல், முள்ளங்கி, வெள்ளரி போன்ற நீர்க்காய் ரகங்களை வெவ்வேறு வகைகளில் சமைத்துச் சுவைத்துச் சாப்பிடலாம். சாதத்திற்குப் பொரியலாகவோ கூட்டாகவோ தினமும் ஏதாவது ஒரு நீர்க்காய் இடம்பெறுவதை உறுதி செய்துகொள்ளுங்கள்.

பொதுவாக வேனிற்காலத்தில் தொந்தரவுகளைக் கொடுக்கத் தொடங்கும் சிறுநீரகக் கற்களுக்கான எதிரி இந்த நீர்க்காய்கள். சிறுநீர்ப்பெருக்கி மற்றும் குளிர்ச்சித்தன்மை பொருந்திய மூலிகைகளை வெப்பக் காலத்தில் உணவுகளில் சேர்க்கச் சொல்லி வலியுறுத்துகிறது சித்த மருத்துவம்.

நீர்க்காய்கள் போல நீர்ப் பழங்களான கிர்ணிப் பழங்கள், தர்பூசணி பழங்கள் போன்றவைகளை ஆசைதீர ருசித்திடுங்கள். எலுமிச்சை சாறின் மகத்துவத்தை மறந்துவிட வேண்டாம். மோருடன் சிறிது சிறிதாக

கத்தரித்த கறிவேப்பிலை, கொத்தமல்லி இலைகள், பெருங்காயத்தூள், தேவையான அளவு உப்பு, சேர்த்து மூலிகை மோர் உருவாக்கலாம்.

சித்திரை மாதப் பௌர்ணமி அன்று, மக்கள் குடும்பம் குடும்பமாக வண்டி பூட்டி, கூடை நிறைய கட்டுச்சோறு கட்டி கடற்கரை, ஆறு, குளக்கரைகளுக்குச் சென்று நிலாச்சோறு சாப்பிட்டு, அந்த இரவுப் பொழுதை ஆடல், பாடல் என ஆனந்தமாக கழித்ததாக வரலாற்றுச் செய்திகள் குறிப்பிடுகின்றன.

மலைவாழ் மக்கள் சித்திரை இரவுகளில் மனமகிழ்ச்சயுடன் குலதெய்வ பூஜையில் ஈடுபட்டு, பலாக்காய்களைப் பல விதங்களில் உணவாக்கி நிலாச்சோறு சாப்பிடும் வழக்கம் தற்போதும் தொடர்கிறது.

ஒவ்வொரு பருவக் காலத்திலும் விளையும் உணவுப் பொருட்களுக்குப் பின்னர் மிகப்பெரிய உணவு அறிவியல் இருக்கிறது என்பதை அறிந்து நமது உணவு இலக்கணத்தைக் கட்டமைத்தால், ஆரோக்கியத் தென்றல் இதமாய் வீசும்!

21

ஹாட் சம்மர்... கூலாக சமாளிப்பது எப்படி?

‘ஓசோன் படலத்தில் ஓட்டை...’ இதெல்லாம் அவுட்டேடட் செய்தியாகிவிட்டது. 90’ஸ் கிட்ஸ்கள் கட்டுரைப் போட்டிகளில் எழுதிய தலைப்பு! ஓசோன் பாதிப்பு குறித்து, பல்வேறு தளங்களில் விவாதிக்கப்பட்டு, அதையும் தாண்டி, பல்வேறு விஷயங்களை விவாதிக்க வேண்டிய நிலைக்கு எப்போதோ வந்துவிட்டோம்.

பருவநிலை மாற்றம் - கடந்த சில ஆண்டுகளாக மிக முக்கியமான பேசுபொருள்! எதிர்பாராத பெருமழை, கோடையில் தாங்கிக்கொள்ள முடியாத கடும் வெப்பம், இவை எல்லாம் இப்போது சர்வ சாதாரணமாக மாறிவிட்டது.

ஒவ்வொரு ஆண்டும் சென்ற ஆண்டைவிட அதிக வெப்பத்தை உணர்ந்து கொண்டிருக்கும் செய்தியைக் கேள்விப்படுகிறோம். பல நூற்றாண்டுகளாகப் பதிவாகாத வெப்பம்... வரலாறு காணாத வெப்ப உச்சம்... இப்படி தலைப்புச் செய்திகளைச் செய்தித் தாள்களில் அவ்வப்போது பார்க்கத் தொடங்கிவிட்டோம்.

குளிர் நாடுகளில்கூட வருடா வருடம் வெப்பத் தாக்குதல் அதிகரிக்கிறது எனும் செய்தி, பேராபத்தைக் கண்முன் நிறுத்துகிறது.

2030ஆம் ஆண்டில் வெப்ப அலைகளால் ஏற்படும் உயிரிழப்புகளின் எண்ணிக்கை அதிகரிக்கலாம் என்று எச்சரிக்கின்றன ஆய்வறிக்கைகள்.

2050ஆம் ஆண்டு பல நாடுகளில் அதிகரிக்கும் வெப்பம் மிகப்பெரும் உடல் சார்ந்த பாதிப்புகளைக் கொடுக்கும் என்கிறது சூழல் சார் உலகம்.

வெப்பத்தின் அளவு அதிகரிக்க அதிகரிக்க, நுண்மையாகச் சிந்திக்கும் மனிதனின் திறன் குறைவதாகவும் ஆய்வுகள் குறிப்பிடுகின்றன. சிந்திக்கும் திறன் குறிப்பிட்ட பருவ காலத்தில் குறைந்தால், பொருளாதாரம் சார்ந்த பாதிப்புகளோடு, நலம் சார்ந்த பாதிப்புகளும் பெருமளவில் அதிகரிக்கும்.

புறச்சூழலில் வெப்பம் அதிகரித்து தாண்டவமாடிக் கொண்டிருக்கும் தருணத்தில், உடலின் அகச்சூழலில் வெப்பம் அதிகரித்து ஆரோக்கியப் படலத்தில் பல்வேறு பாதிப்புகள் ஏற்படத் தொடங்கிவிட்டன.

உலகம் வெப்பயமாக உருமாறிக் கொண்டிருப்பதற்குக் காடுகள் அழிப்பு, மக்கள்தொகைப் பெருக்கம், தேவையில்லாத வளர்ச்சி, காற்று மாசு எனப் பல காரணங்களை அலசி ஆராயத் தொடங்கிவிட்டோம். பாதிப்பிலிருந்து தப்பித்துக்கொள்ள, ஒருபுறம் வழி தேடிக்கொண்டிருந்தாலும், இப்போதைக்கு வெப்பத்திலிருந்து தப்பிக்க, நம் உடலை குளிர்மையாக்கும் வழிமுறைகளை ஆராய்ந்தறிய வேண்டிய சூழலில் நிற்கிறோம் நாம்! மொத்தத்தில் வேனிற் காலத்தில் இனிதாக வாழ்வது எப்படி?

அதிகாலை குளிர்ச்சியை தவறவிடாதீர்கள்!

அதிகாலை விழிப்பதில் தொடங்குகிறது கோடைக் கால நலவாழ்வியல்! வேனிற்காலத்தில் எந்தப் பொழுதிலும் கிடைக்காத குளிர்மையை அதிகாலை இலவசமாக நமக்கு வாரி வழங்கும். எவ்வளவுதான் வெப்பம் மிகுந்த கோடையாக இருந்தாலும், அதிகாலை வேளையில் மரங்கள் சூழ்ந்த பகுதியில் ஒரு நடை சென்று வந்தால் போதும். வேனிற் காலத்தில் உடல் தேடும் குளிர்ச்சி உற்சாகமாக நம்மை வந்து சேரும்.

வெப்பம் தகிக்கும் இப்போதைய வேனிற் காலத்தில் குழந்தைகள், பெரியவர்கள் வெகு ஜாக்கிரதையாக இருப்பது அவசியம். அவர்களுக்கு நீரிழப்பு ஏற்படாத வண்ணம் இயற்கையான நீருட்டங்களைக் கொடுத்துக்கொண்டே இருப்பது முக்கியம். உடலைக் குளிர்விக்க நம்மிடையே ஏராளமான பொக்கிஷங்கள் உள்ளன. நம்மிடம் நெடுங்காலமாகப் புழக்கத்தில் உள்ள இயற்கைப் பானங்களுக்கு முன்னுரிமை கொடுக்கலாம்.

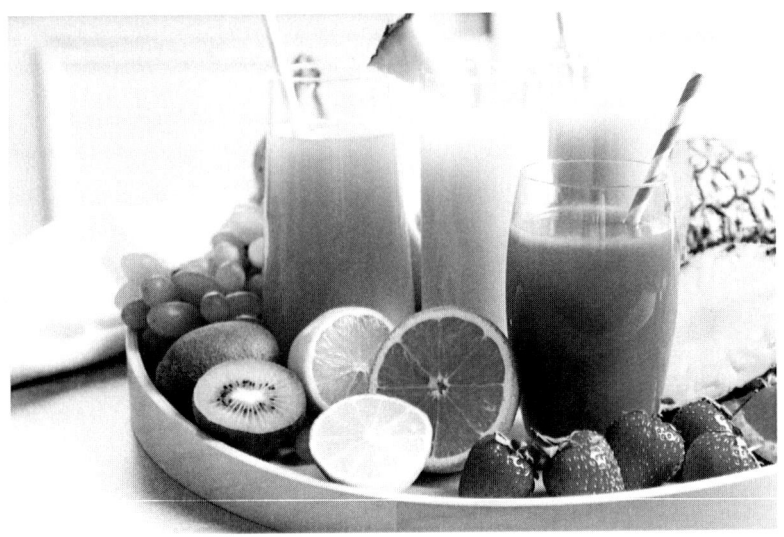

பானகம்

உடலுக்குக் குளிர்ச்சியைக் கொடுப்பதோடு செரிமானத் தொந்தரவுகளைத் தடுக்கும் பானகம் அற்புதமான தேர்வு. புளி கரைத்த நீரில் ஏலம், சீரகம் கொஞ்சம் தேன் சேர்த்துப் பருக உடலுக்குத் தேவையான நுண்ணூட்டங்களும் குறைவில்லாமல் கிடைக்கும்.

பழச்சாறுக்கான காலம்

பழங்களைச் சாறாக குடிக்க வேண்டிய காலம் வேனில் மட்டுமே! சாத்துக்குடி, ஆரஞ்சு, தர்ப்பூசணி, கிர்ணி என வாய்ப்பிருக்கும் பழங்களை எல்லாம் நீர் சேர்த்து அடித்து வெள்ளைச் சர்க்கரை சேர்க்காமல், தேவைப்படின் சுவைக்குப் பனைவெல்லம் சேர்த்துப் பருகலாம். வேனிற் காலத்தில் ஏற்படும் நீரிழப்பைத் தடுப்பதோடு ஊட்டத்தையும் பரிசளிக்கும் பழச்சாறு ரகங்கள்.

சுவைமிக்க இனிப்புகள்

விளாம்பழத்தில் பனைவெல்லம் சேர்த்த பழ இனிப்பு, அத்தி மணப்பாகு, செம்பருத்தி மணப்பாகு, மாதுளை மணப்பாகு, நன்னாரி மணப்பாகு போன்றவற்றை எடுத்துக்கொள்ளலாம். வெள்ளரிப் பழத்தை வெட்டி, பனைவெல்லம் தூவி சுவைப்பட சாப்பிடலாம்.

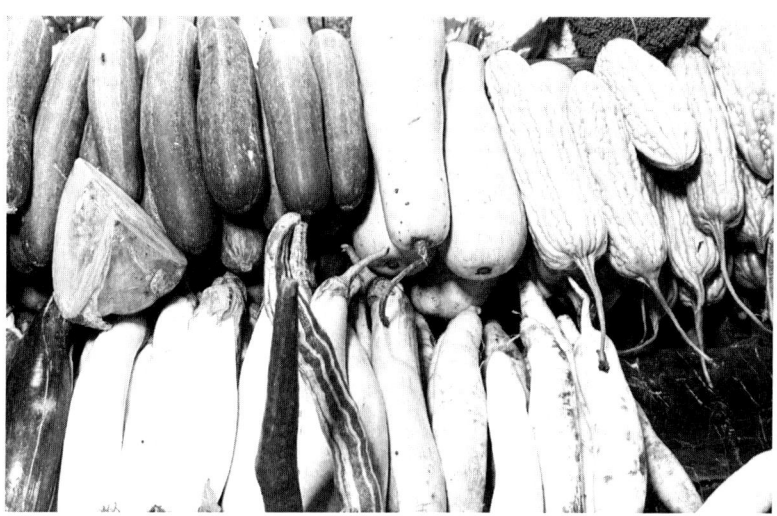

நீர்ச்சத்தை வழங்கும் காய்கள்

காய் வகைகளில் புடல், பீர்க்கு, பூசணி, முள்ளங்கி ஆகிய நீர்க் காய்களை வாரத்தின் அனைத்து நாட்களிலும் சுழற்சி முறையில் உணவில் இடம் பிடிக்கும்படி பார்த்துக்கொள்ளலாம். வெள்ளரிக்காயில் மிளகாய்த் தூளுக்குப் பதிலாக, மிளகுத் தூள் தூவி லேசான காரத்தோடு குளிர்ச்சியை உடலுக்கு வழங்கலாம்.

குளிர்பானங்கள்

பன்னாட்டு குளிர்பானங்கள் நிச்சயம் வேண்டவே வேண்டாம். கூடவே தர நிர்ணயம் இல்லாத நம் நாட்டு குளிர்பானங்களும் ஆபத்தே! வெயில் காலத்தில் புதிது புதிதாக முளைக்கும் குளிர்பானக் கடைகள் சார்ந்தும் கொஞ்சம் கவனமாக இருப்பது அவசியம். அக்கடைகளில் விற்பனை செய்யப்படும் தரநிர்ணயம் இல்லாத சாயம் கலந்த குளிர்பானங்களை எக்காரணம் கொண்டும் குழந்தைகளுக்குக் கொடுக்க வேண்டாம்.

நலச் சீதனம்

வேனிற்காலத்தில் இயற்கையின் நலச் சீதனங்களான இளநீரையும் நுங்கையும் அன்போடு ஏற்றுக்கொண்டால் பல்வேறு பலன்களை அடையலாம். கலப்படத்திற்கான வாய்ப்பே இல்லாத இளநீரையும் நுங்கையும் தினமும் எடுத்துக்கொள்ள, வேனில் கால வெப்ப நோய்களிலிருந்து தப்பித்துக்கொள்ளலாம்.

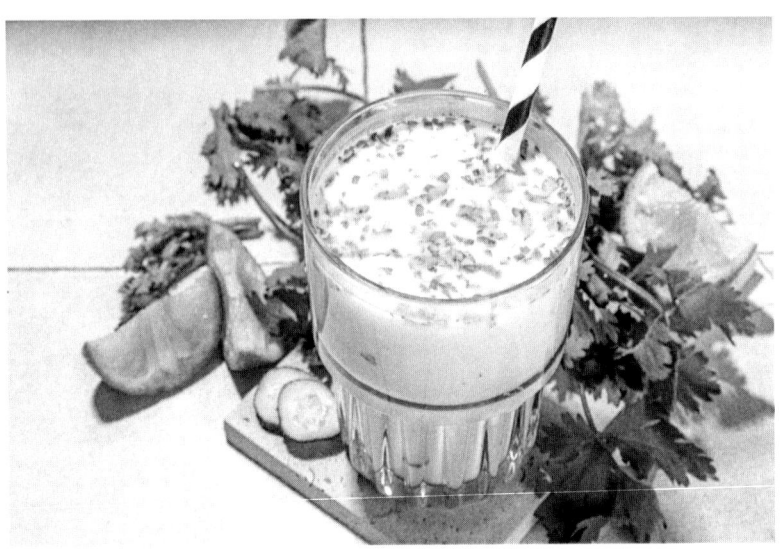

நீருக்கு மணமும் சுவையும் தரும் மூலிகை குடிநீர்களைப் பயன்படுத்தி நீருக்குக் கூடுதல் குளிர்ச்சியை வழங்கலாம். சீரகத்தைத் தண்ணீரில் ஊறவைத்து ஊறல் பானமாகப் பயன்படுத்தலாம். நீரில் வெட்டிவேர், நெல்லிக்கட்டை சேர்த்து நீருக்கு மருத்துவ குணத்தைக் கூட்டலாம்.

மோர் எனும் அற்புதம்

வேனிற் காலத்தைக் கடக்க, 'உள்ளம் கேட்குமே மோர்' என்ற பன்னாட்டுக் குளிர்பான நிறுவனத்தின் தாரக மந்திரம் நமக்காகவே உருவாக்கப்பட்டது என நினைத்துக் கொண்டு, இனி நம் உள்ளம் குளிர, தினமும் மோரைப் பருகும் பழக்கத்தை உருவாக்குவோம். ப்ரோபையாடிக் கூறுகள் நிறைந்த மோரானது, வெயில் காலத்தில் ஏற்படும் வெப்பக் கழிச்சலைத் தடுப்பதோடு உடலின் நோய் எதிர்ப்பு சக்தியையும் அதிகரிக்கும்.

வீட்டிற்கு வரும் விருந்தாளிகளுக்கு குளிர்சாதனப் பெட்டியில் வைத்த பன்னாட்டுக் குளிர்பானங்களைக் கொடுத்து உபசரிப்பதற்குப் பதிலாக, மோர், பானகம், பழச்சாறு, இளநீர் கொடுத்து வரவேற்றுப் பாருங்கள்! விருந்தினர்களின் வழியே அன்பும் அரவணைப்பும் குளிர்ச்சியாய் உங்கள் இல்லம் புகும். நாம் கொடுத்த இயற்கை பானம் விருந்தினர்களின் நல வாழ்விற்கும் நல்வித்தாக அமையும்.

உளவியல் அடிப்படை:

வேனிற்கால வெப்பத்தைத் தாங்க, உளவியல் அடிப்படையில் இயற்கையைத் தேடியே மனிதனின் உடலும் மனமும் அல்லாடுகின்றன. செயற்கையாய்த் துளிர்விட்ட குளிர்பானங்களும், உணவுப் பொருட்களும் இயற்கையின் முன் காலப்போக்கில் நிச்சயம் தோல்வி அடையும் என்பதே இயற்கையின் நியதி.

இயற்கை பானங்களுக்கு வாக்களிப்போம்!

தேர்தல் நேரம். 'இயற்கை' எனும் கட்சி தேர்தலில் போட்டியிட்டால், 'செயற்கை பானங்களை விரட்டி அடித்துவிட்டு, நீண்ட மரபு மிக்க பானங்களுக்கு முன்னுரிமை கொடுக்கப்படும்' எனும் தேர்தல் அறிக்கையை வெளியிட்டு அனல் பறக்க பிரச்சாரம் செய்திருக்கும். நாமும் சிந்தித்து செயற்கைப் பானங்களைத் தவிர்த்து, நம்மோடு உறவாடும் இயற்கை பானங்களுக்கு வாக்களித்து கோடைக் காலத்தைக் குளுமையாகக் கடத்துவோம்!